クリニカルリーズニングで
内部障害
の理学療法に強くなる！

監修
相澤純也

編集
田屋雅信，渡邉陽介

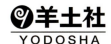

謹告

　本書に記載されている診断法・治療法に関しては，発行時点における最新の情報に基づき，正確を期するよう，著者ならびに出版社はそれぞれ最善の努力を払っております．しかし，医学，医療の進歩により，記載された内容が正確かつ完全ではなくなる場合もございます．

　したがって，実際の診断法・治療法で，熟知していない，あるいは汎用されていない新薬をはじめとする医薬品の使用，検査の実施および判読にあたっては，まず医薬品添付文書や機器および試薬の説明書で確認され，また診療技術に関しては十分考慮されたうえで，常に細心の注意を払われるようお願いいたします．

　本書記載の診断法・治療法・医薬品・検査法・疾患への適応などが，その後の医学研究ならびに医療の進歩により本書発行後に変更された場合，その診断法・治療法・医薬品・検査法・疾患への適応などによる不測の事故に対して，著者ならびに出版社はその責を負いかねますのでご了承ください．

監修の序

　クリニカルリーズニング（Clinical Reasoning：CR）．私がはじめてこのワードを耳にしたのは理学療法士になって数年経った時でした．友人と食事している時の雑談で知ったと記憶しています．それから，辞書，テキスト，文献を調べて，見聞き勉強をして自分なりに理解を深めながら，日々の診療で実践してきました．CRの考え方を意識するようになってから患者さんと向き合っているときの集中力が明らかに増し，治療効果を患者さんと共有できることが多くなりました．

　未熟者の私ですが診療・研究・教育に携わり20年目になりました．今，強く感じていることは「原因を追究し結果を出すためのCR」の実践能力は診療・研究・教育の結び付きを強め，相乗的なスキルアップに役立つということです．

　私が学生や新人のときは患者さんの症状・現象と，テキストに載っている，もしくは推奨されている管理やエクササイズを安易に関連づけて，治療している気になっていた部分がありました．例えば下記のように．

・「変形性股関節症の患者さんは中殿筋が弱く，トレンデレンブルグ現象がみられるので（はずなので），とりあえず横向きで外転エクササイズ」
・「片麻痺の患者さんは腓腹筋が硬く，歩行時に反張膝になりやすいので（はずなので），とりあえず，ストレッチング」
・「心不全の患者さんは血圧低下や運動耐容能低下が生じるので（はずなので），とりあえず血圧を測ってから歩行練習」

　CRを意識せずに，このようなやり方を継続していたとしたら，どうなっていたでしょうか．治療効果を患者さんと共有することを今のように楽しめていたでしょうか．答えは間違いなく「No」です．

　本シリーズは羊土社の鈴木様からの企画提案からはじまりました．私でよいのだろうかと思いつつも，鈴木様の熱意を受けて監修をお受けしました．真っ先に各領域のエキスパートに編集を依頼し，「運動器」では中丸先生・廣幡先生に，「神経系」では中村先生・藤野先生，「内部障害」では田屋先生・渡邉先生にお引き受けいただくことが叶いました．その後，編集者の先生方と相談しながら「診療・研究・教育を日々実践している専門家」による執筆チームを構成しました．素晴らしいメンバーに執筆を引き受けていただいたと自負しております．

　本シリーズにおけるCRの「標的」は代表的な運動器疾患，神経系疾患，内部障害でみられる「特徴的な症状や現象」としました．取り上げた疾患・傷害は，臨床で必ずと言っていいほどよく遭遇するものばかりです．これらの疾患・傷害別に症状・現象ベー

スでCRのプロセスを解説する構成とし，読者の方が実際の患者さんにどのようにCRを適用したらよいか理解しやすい工夫をしました．また，思考プロセスのフローチャートや，問診の内容を会話形式で示して，専門家が仮説を絞り込んでいくプロセスを効果的に理解できるように工夫しました．

　本シリーズでは各書籍の第1章でCRの概要や学習法について，これまでの歴史を踏まえてシンプルに解説し，特に神経系と内部障害においてはCRにおける仮説を肯定・否定するうえで不可欠な客観的な所見・データの見方について解説しました．

　一番の読みどころである第2章以降では，「診療・研究・教育の3輪車（時々，"運営"も加わった4輪車）」を日々乗り回しているエキスパートたちによるシンプルかつ奥深いCRを堪能することができるでしょう．

　本書が学生，理学療法士，そして彼らを直接指導する方々のCRスキルアップに役立つことを切に願っています．そして，運動器疾患，神経系疾患，内部障害の症状に悩む患者さんが治療効果を実感する機会が増えればたいへん嬉しいです．最後に下記の方々に改めて感謝を申し上げて監修の序とさせていただきます．

- 編集を快く引き受けていただき，いつも的確なアドバイスをしてくださった中丸先生，廣幡先生，田屋先生，渡邉先生，中村先生，藤野先生
- 本シリーズの羅針盤となる見本原稿を作成したくださった瓦田先生
- 玉稿を書き上げてくださった信頼できるエキスパートの先生方
- 小生に素晴らしい企画を提案してくださった羊土社の鈴木様
- 感服せずにはいられない校正で出版まで導いてくださった羊土社の大家様
- 今，本書を手にとってくださっている「将来のエキスパートの方々と，彼らを教育している指導者の方々」

2017年5月

相澤純也

編集の序

本書の編集依頼をいただいた頃，日ごろ内部障害にふれる機会の少ない後輩から「担当している患者に心疾患があるけれどどうしたらいいでしょうか？」と質問されたことがある．心疾患を前にし，何を評価すればよいのか？行っている理学療法が正しいのか？理学療法自体行ってよいのか？といった不安を感じていたようである．このとき，本書を編集する方向性が見えた．このような若手セラピストの疑問に答えられるように内部障害にたずさわる専門家の臨床推論に基づく思考プロセスを紹介したいと考えた．

内部障害の理学療法は，運動器疾患や脳血管疾患ほど介入方法や評価に多用性はなく，症状も類似することが多い特徴がある．その点で同じ症状でも疾患別にクリニカルリーズニングを展開し，単純な思考回路にならないようにする必要がある．

最近は内部障害領域でも診療ガイドラインが各種報告され，日々の臨床業務の一助となっている．しかし，診療ガイドラインのどの部分をどのように活用すればよいのか，という臨床思考プロセスについて教示する本は少ないと思われる．本書の構成は，内部障害疾患特有の症状や現象に対し，①事前に得た情報から病状を推測する，②実際の理学療法評価から再度検証する，③理学療法介入を行って再度検証する，という流れになっている．実際の臨床では一方通行の思考プロセスとはならず，評価・介入と検証をくり返し行う必要がある．そのため，トップダウンで一度に考察を行うこともあれば，ボトムアップの思考プロセス要素もあり，執筆者の先生方には構成に苦慮しながらも一つひとつ丁寧に執筆していただいた．

本書シリーズの特徴である思考プロセスのフローチャートを全体的に見ることも重要だが，1項目の考察をピックアップしてそこから得られる思考プロセスの流れを一つひとつ追っていくと頭のなかで整理でき，さらには実際の担当患者に応用することも可能である．

近年の内部障害は呼吸・循環・代謝・がん疾患をそれぞれ単独で有しているのではなく重複障害を呈している．また，加齢・フレイル，栄養・サルコペニアなど，さまざまな要因が原疾患を重症化させているのが現状である．1分野のスペシャリストでは対応できないため，ジェネラリストの要素も必要となっている．きたる高齢社会，重複障害時代において病院だけでなく在宅医療分野でも内部障害を合併していることが多いため，本書があらゆる理学療法士の一助となることを願っている．

最後に，本書を作成するにあたり共同編集者を引き受けてくださった渡邉陽介先生，忙しい臨床・研究業務のなかでわかりやすく執筆してくださった先生方，編集部の鈴木美奈子様，大家有紀子様ならびに本書にたずさわったすべての方のご家族にこの場を借りて感謝申し上げます．

2017年5月

編者を代表して
田屋雅信

クリニカルリーズニングで内部障害の理学療法に強くなる！

contents

- 監修の序 .... 相澤純也 　3
- 編集の序 .... 田屋雅信 　5
- 本書の見方 8

第1章 クリニカルリーズニングとは

1. クリニカルリーズニングの定義とプロセス .... 相澤純也　12
2. クリニカルリーズニングの学習法 .... 中丸宏二　18
3. 客観的指標とフィジカルアセスメント（主観的評価）のとらえ方
   .... 田屋雅信　23

第2章 循環器疾患のクリニカルリーズニング

1. 心不全
   血圧が低く息切れを認めるが，運動療法ができるか？ .... 田屋雅信　30
2. 心臓弁膜症術後
   術前からの心不全により低栄養を併発しているが，離床できるか？ ...... 櫻田弘治　47
3. 急性大動脈解離術後
   術後酸素化障害を認めるが，離床できるか？ .... 安達裕一　67

第3章 呼吸器疾患のクリニカルリーズニング

1. **急性呼吸不全**
   人工呼吸器管理中であるが，離床できるか？ ……………………………… 渡邉陽介　86

2. **慢性呼吸不全**
   自己排痰に難渋しているが，どのように排痰させるか？ ……………… 花田匡利，神津　玲　103

3. **間質性肺炎**
   運動誘発性低酸素血症を認めるが，どのような運動療法を行うか？ …… 平澤　純　118

第4章 代謝疾患のクリニカルリーズニング

1. **糖尿病**
   血糖コントロールが不良であるが，どのような運動療法を行うか？ ……… 設楽達則　134

2. **CKDの急性増悪**
   浮腫や呼吸苦を認めるが，運動療法ができるか？ ………………………… 堀田千晴　150

第5章 その他のクリニカルリーズニング

1. **がん**
   倦怠感が強いが，どのような理学療法を行うか？ ………………………… 長谷川真人　170

2. **心不全（フレイル）**
   フレイルを呈している心不全に対し，どのような運動療法を行うか？ …… 河野裕治　187

3. **心不全（在宅）**
   在宅維持期の心不全に対し，どのような自立支援を行うか？ …………… 竹村　仁　200

- 索引 ……………………………………………………………………………… 216
- 執筆者一覧 ……………………………………………………………………… 221

本書の見方

表とフローチャートを合わせて見ることで，思考法がわかります

表 仮説（または，考察，離床，介入）を指示する所見・否定する所見

- 仮説番号はその時点で可能性が高い順
- 考察番号はその時点で考慮すべき順

アイコンの意味

- **否定！** 否定された仮説or考察
- **NEW** 新たな所見により新たに形成された仮説or考察
- **絞り込み！** ある漠然とした仮説or考察がより明確・詳細になったことを示す

順位が同じ仮説or考察には番号にダッシュ（'）をつけた

目的により見出しが変化

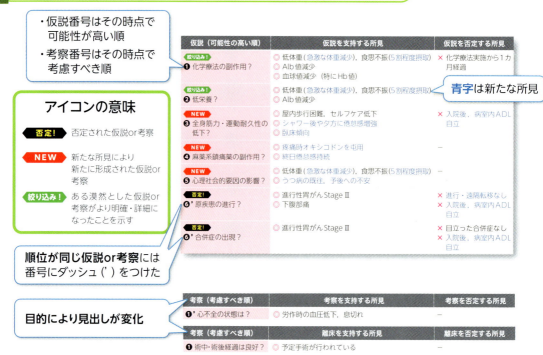

フローチャート 思考プロセス

表の情報を整理し，仮説または考察をたてる・絞り込むプロセスを示しました

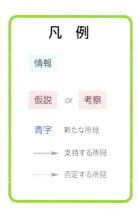

凡例
- 情報
- 仮説 or 考察
- 青字 新たな所見
- → 支持する所見
- ┄→ 否定する所見

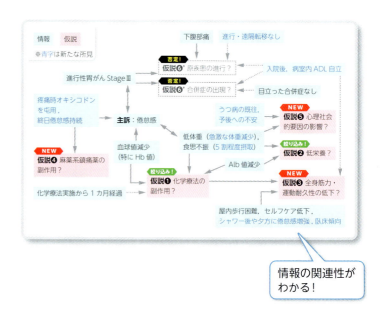

情報の関連性がわかる！

略語一覧

略語	英語	日本語
ACBT	active cycle of breathing techniques	アクティブサイクル呼吸法
ABI	ankle brachial index	足関節上腕血圧比
ACR	albumin/creatinine ratio	アルブミン/クレアチニン比
ADL	activities of daily living	日常生活動作
AT	anaerobic threshold	嫌気性代謝閾値
BNP	brain natriuretic peptide	脳性ナトリウム利尿ペプチド
BPS	behavioral pain scale	行動鎮痛スケール
BUN	blood urea nitrogen	血中尿素窒素
CAM-ICU	confusion assessment method for the ICU	ICUのためのせん妄評価法
CHDF	continuous hemodiafiltration	持続的血液ろ過透析
CHF	chronic heart failure	慢性心不全
CHS	cardiovascular health study	
CI	cardiac index	心係数
CK	creatinine kinase	クレアチニンキナーゼ
CKD	chronic kidney disease	慢性腎臓病
CNPA	chronic necrotizing pulmonary aspergillosis	慢性壊死性肺アスペルギルス症
COPD	chronic obstructive pulmonary disease	慢性閉塞性肺疾患
CPF	cough peak flow	最大呼気流量
CPOT	critical-care pain observation tool	
CPR	C-peptide immunoreactivity	Cペプチド
CPRI	C-peptide immunoreactivity index	Cペプチドインデックス
CPX	cardiopulmonary exercise testing	心肺運動負荷試験
Cr	creatinine	クレアチニン
CRRT	continuous renal replacement therapy	持続的腎代替療法
CRT	capillary refill time	毛細血管再充満時間
CRT-D	cardiac resynchronization therapy defibrillator	両室ペーシング機能付植込み型除細動器
DVT	deep vein thrombosis	深部静脈血栓（症）
ECMO	extracorporeal membrane oxygenation	体外膜型人工肺
eGFR	estimated glomerular filtration rate	推定糸球体濾過量
EMS	electrical muscle stimulation	神経筋電気刺激療法
ESC	European Society of Cardiology	欧州心臓病学会
GOT	glutamic oxaloacetic transaminase	グルタミン酸オキサロ酢酸トランスアミナーゼ
GPT	glutamate pyruvate transaminase	グルタミン酸ピルビン酸トランスアミナーゼ
Hb	hemoglobin	ヘモグロビン

次ページへつづく

つづき

略語	英語	日本語
HcT	hematocrit	ヘマトクリット
HFOV	high frequency oscillatory ventilation	高頻度振動換気
HOMA-IR	homeostasis model assessment insulin resistance	（インスリン抵抗性指標）
HR	heart rate	心拍数
IABP	intra-aortic balloon pumping	大動脈内バルーンパンピング
ICU	intensive care unit	集中治療室
ICU-AW	intensive care unit-acquired weakness	ICU獲得性筋力低下
IPF	idiopathic pulmonary fibrosis	特発性肺線維症
IPS	index of postural stability	姿勢安定度評価指数
M-FRT	modified functional reach test	修正ファンクショナルリーチテスト
MI-E	mechanical insufflation-exsufflation	器械的排痰補助
mMRC	the modified british medical research council	修正MRC
MMSE	mini mental state examination	ミニメンタルステート検査
MR	mitral (valve) insufficiency	僧帽弁閉鎖不全（症）
Neut	neutrophil	好中球
NRS	numerical rating scale	痛みの数値評価スケール
PAF	paroxysmal atrial fibrillation	突発性心房細動
PAWP	pulmonary artery wedge pressure	肺動脈楔入圧
PE	pulmonary embolism	肺塞栓症
PEEP	positive end-expiratory pressure	呼気終末陽圧
PHQ-9	patient health questionnaire-9	
PLT	platelet	血小板
PRT	pit recovery time	くぼみ回復時間（圧痕消失時間）
PSI	pneumonia severity index	肺炎重症度指数
RASS	Richmond agitation-sedation scale	リッチモンド興奮・鎮静スケール
RBC	red blood cell	赤血球
SMI	skeletal muscle mass index	骨格筋量指数
SR	sinus rhythm	洞調律
T-Bil	total bilirubin	総ビリルビン
TI	tricuspid (valve) insufficiency	三尖弁閉鎖不全（症）
TP	total protein	総タンパク
ULP	ulcer like projection	潰瘍様突出像
VAD	ventricular assist device	心室補助人工心臓
VAS	visual analogue scale	視覚的評価尺度
WBC	white blood cell	白血球

第1章

クリニカルリーズニングとは

1. クリニカルリーズニングの定義とプロセス
2. クリニカルリーズニングの学習法
3. 客観的指標とフィジカルアセスメント(主観的指標)のとらえ方

第1章 クリニカルリーズニングとは

1. クリニカルリーズニングの定義とプロセス

相澤純也

はじめに　患者は痛み，構造・機能・能力障害とともに精神的不安を抱えて，我々セラピストの前に現れる．本邦では診断が下された後に理学療法が開始されることが多いが，診断名だけをみて詳細で効果的な治療を選択できるわけではない．患者やその家族は，切実な意志や希望を尊重し，問題点の改善に向けて理論的かつ道徳的に導いてくれるセラピストと出会いたいであろう．患者にとってより意味のあるセラピストに近づくために，まずはクリニカルリーズニングの基本的な定義やプロセスを理解しよう．

1 CRの定義

- クリニカルリーズニング（clinical reasoning：CR）とは臨床推論を意味し，これを実践する能力はすべてのセラピストのクリニカルケアで常に要求される．
- CRは経験の乏しいセラピストや，実習生にとって臨床で意思を決定する際の手助けとなる．
- 臨床における意思決定のミスや遅れは，単に専門的な知識が不足していることよりも認知・推論能力の未熟さによって生じやすい[1]．
- 適切なCRは意思決定のミスを減らすだけでなく，治療効果を高めることにも役立つ[2〜5]．
- CRは「クライアントとその家族，他の医療チームメンバーと共同し，臨床データやクライアントの意志/希望，専門的知識から導き出された判断等をもとに，治療の意義，到達目標，治療方針などを構築するプロセス」[6,7]と定義されている．
  - ▶ この定義はシンプルにまとめられているが，実際のCRは患者やセラピスト，その他の複数の要因が関与する複雑なプロセスである．
- 疾患や傷害が異なる場合は当然であるが，これらが同様であっても詳細な病態・臨床経過や，年齢，性別，社会的背景，理解力，価値観などによって最適なCRのプロセスは異なる．
  - ▶ 例えば，2名の患者の診断名が同じ「膝内側側副靱帯損傷」であっても，受傷機転，詳細な損傷部位・程度，習慣性アライメント，運動習慣，運動コントロール・学習能力，従順性，既往疾患，治療環境，スポーツ活動レベルなどによって最適なCRプロセスは異なる．
- セラピストに知識，経験，技術，人格が備わっていればCRをよりスムースに進行し，重要な問題をより早くピックアップできる．

- 知識や経験が乏しいセラピストや実習生は，情報・データを一通り収集・計測した後に問題点を把握することが多いため，CRに長い時間を要し，治療効果が現れにくい．

2 CRのプロセス

- CRのプロセスはデータの入手，実際のリーズニング，意思決定などによって循環的に構成される．
- データの入手では，患者の状態や環境などについての詳しい情報をいくつかの情報源から集める（**表1**）．
- セラピストの過去の学習や経験により蓄積されたメモリーバンクも大切な情報源である（**表2**）．
- 忙しい臨床場面では，患者から情報を聴取できる時間は限られているが，重要なデータを示唆する発言，表情，ボディランゲージを逃さないために，患者の話をできるだけ遮らないように心がける[9]．
- 実際のリーズニングは患者の問題点を統合し，治療を選択する意思決定までの認知的なプロセスである．
- CRでは所見，仮説，意思決定の因果関係を明らかにするために実際に計測したデータが用いられ，意思決定までの思考プロセスは客観的データの蓄積の上に成り立つ．

表1　CRにおける情報・データの入手

・患者や専門家からの聴取
・データベースからの収集
・計測・テストによる身体的検査
・運動パターンやボディランゲージの観察
・セラピストの過去の学習・経験に基づくメモリーバンクからの想起

文献8を参考に作成

表2　セラピストの過去の学習・経験に基づく予備知識

・疾患・外傷の原因，病態の特徴
・疫学的特徴（好発年齢，性差，自然経過など）
・医師による一般的な診断学的推論法
・身体機能・能力の記述統計値（平均値など）
・整形外科的治療の適応と術式の概要
・信頼性，妥当性，感度，特異度に優れた計測・分析法
・理学療法効果に関する病態生理学的かつ疫学的な根拠
・クリニカルパターン

文献8を参考に作成

3 CRの歴史

- 医学的CRは経験に頼らずに論理によって導く仮説演繹的手法を中心に展開されていた経緯があり，これは「情報収集，仮説立案，手がかりの解釈，仮説評価」からなる[10]．
- しかし，これだけでは介入に対する反応のばらつきを説明しきれないだけでなく，リーズニングに長い時間がかかるため，忙しい臨床現場には不向きな面がある．
- 医学的CRは理学療法で応用しやすい形に発展し（**図1**），**知識**，**認知**，**メタ認知**と，**介入**や**再評価**が加えられた循環的モデルに改良されてきた（**図2**）．
- そして，知識，認知，メタ認知の相互作用を強調した**らせん的なモデル**に発展してきた経緯がある．

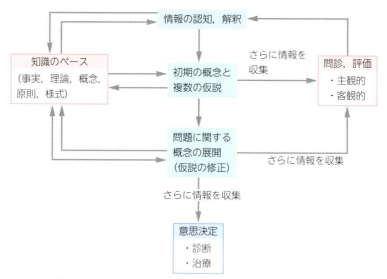

図1 理学療法における初期のCRモデル
文献11より引用

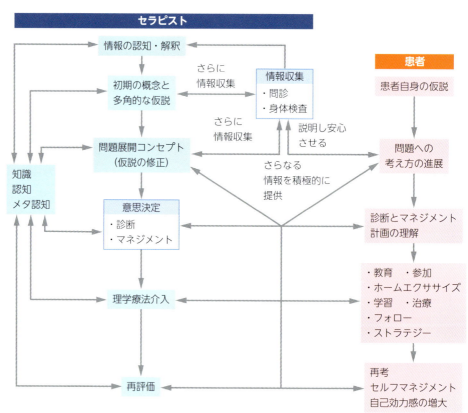

図2 患者を主体にした循環的CRモデル
文献6より引用

4 CRのキーポイント

- CRでは**客観的データ**と，患者本人による**主観的評価**や**リーズニング**を統合してより治療効果を引き出す．
- セラピストのリーズニングと患者自身のリーズニングのマッチングは高い治療効果を得るための条件といえる．
- 運動器疾患へのリーズニングでは，短時間でメモリーバンクの情報にアクセスし，意思決定までの時間を短縮するために，姿勢・動作障害のクリニカルパターンをより早い段階で認識し，トップダウン思考や前方推論などを用いたほうがよい（**表3**）．

表3 リーズニングの手法

- 姿勢・動作障害のクリニカルパターンの認識
- トップダウン思考[※1]，前方推論[※2]
- 複雑な問題への後方推論[※3]，仮説演繹的推論の併用
- 主観的尺度の使用や物語的推論[※4]による自己効力感および自己管理能力の向上
- 情報や評価結果をもとにした試行的な治療
- 治療直後のスクリーニング・テスト

文献8を参考に作成

> **memo**
>
> **※1 トップダウン思考**
> 問診から問題と考える動作をあげて，その動作を観察・分析することで，動作を困難にしている原因を推察し，その仮説を検査測定により確かめながら問題点に対する治療を選択していく思考プロセス．ボトムアップ思考と比べて短時間で意思決定できる．一方で，クリニカルパターンの蓄積が乏しく，問診や動作観察・分析が不適切だと問題点を正しく導きだせない．
>
> **※2 前方推論**
> 適切な知識ベースを用いて仮説を立て，診断するためのデータ分析による帰納的推論．帰納的推論とは個々の事実から一般的な原理や法則を導く手法による推論を意味する．前方推論は経験豊富なセラピストでより用いられやすい．
>
> **※3 後方推論**
> データを収集した後に再び解釈することや，仮説を確かめるために新たなデータを収集することを意味する．後方推論は経験が乏しいセラピストや学生で用いられやすい．エキスパートであっても非典型的なケースや難しいケースで用いることがある．
>
> **※4 物語的推論**
> 臨床的な状況を理解し，管理するために過去や現在の患者によるストーリーを応用する手法．病気経験の理解を手助けするために患者の病気や傷害のストーリーを話すこと．

- 運動器疾患をもつ患者の**クリニカルパターン**とは身体機能・能力障害の傾向を示すものであり，よく遭遇する姿勢・動作の異常や，その原因となりやすい機能障害の特徴を意味する．

    ▶ 例えば，変形性股関節症患者のクリニカルパターンとして股関節の屈曲位拘縮がある．セラピストが患者に対面する前に「股関節の屈曲位拘縮が生じやすく，関節腫脹や，

腸骨大腿靭帯，前方関節包，腸腰筋の伸張性低下が原因になりやすい疾患である」という仮説ともいえるパターンを認識しておくことによって，その後のCRを効率的に進められる．

- クリニカルパターンを認識しておくことによって，情報を効率的に集めて早い段階で試行的な治療を行うことができ，トップダウン思考や前方推論をよりスムーズに進められる．
- クリニカルパターンはあくまで機能・能力障害の傾向を示すものであるため，各種の計測データや医学的データを随時確認しながら，推論の整合性を確める．
- 機能的診断・評価によって得られた情報を治療の選択へと効率的に結びつけるために，1つのクリニカルパターンに対して原因となり得る複数の構造・機能障害を仮説として挙げながら，いくつかの問題点を統合し整理していく．
- 傷害や病気のクリニカルパターンはリーズニングの経験を重ねることによって発展させることができる．
- クリニカルパターンとして身体的・病理的因子の他に，心理的因子や環境的因子を包括的に捉えておくと，パターンの仮説が否定された場合に別の視点からの推論にスムーズに移行しやすい．
- リーズニングプロセスにおいて，自己効力感（自分が必要な行動をうまく遂行できるかという可能性の認知）や自己管理能力を効率的に高めるためには患者の主観的な評価・推論を軽視するべきではない．
- 例えば，症状の原因についてセラピストと患者自身の推論に大きな相違があるとセラピストのアドバイスや指導は患者の行動にはつながらず，治療効果は得られにくい．
- リーズニングで選択された試行的治療の後には必ず客観的スクリーニング・テストを用いて症状や現象の改善をチェックする．そして，「治療後に○○は○○のように変化しました．この変化を感じ取れますか？ 治療前の症状の程度を10点とすると今は何点ですか？」のように変化や改善の有無や程度を主観的な評価で必ず確認する．

5 エキスパートをめざして

- エキスパートといわれるセラピストは知識レベル，思考能力，メタ認知能力が高く，両者を組合わせながら正確な臨床像をより迅速に把握することができる．また，専門的な技術として知識，CR，道徳，行動を備えており，これらを円滑に統合することができる[12]．
- とりわけエキスパートに重要な要素はメタ認知能力である．
  - ▶ メタ認知とは自身の思考過程への気づきや理解のことである．
  - ▶ 議論の余地はあるが，統合やメタ認知の能力は思考や情報処理の過程を数多く経験することで高めることが可能であろう．
- CRでは自分とは別の自分をイメージし，異なる視点，思考で問題点を捉える．
  - ▶ 例えば，計測中に「今自分がしていることは適切か？」，「本人の反応は？」，「説明の表現は難しすぎないか？」，「この仮説が否定されたら次に何をする？」，「次の患者が来る時間は？」などと問いかけてくれる「別の自分たち」と協力しながらCRを進める．
- CRでは，法則や計画によらない，瞬時にひらめく直覚的な知識によって判断，行動するこ

とも重要であろう．
- CRを終えたら自分の行動を振り返り，改めて分析する習慣を身につけておきたい．
- 知識と経験のどちらか一方だけが豊富で，偏ったCRを展開する「自称エキスパート」ではなく，自他ともに認める「真のエキスパート」をめざしたいものである．

文献

1) Shacklock MO：The clinical application of central pain mechanisms in manual therapy. Aust J Physiother, 45：215-221, 1999
2) Crandall B & Wears RL：Expanding perspectives on misdiagnosis. Am J Med, 121（5 Suppl.）：30-33, 2008
3) Graber ML, et al：Diagnostic error in internal medicine. Arch Intern Med, 165：1493-1499, 2005
4) Jensen GM, et al：Expert practice in physical therapy. Phys Ther, 80：28-43, 2000
5) Sandhu H, et al：Clinical decisionmaking：opening the black box of cognitive reasoning. Ann Emerg Med, 48：713-719, 2006
6) Jones MA & Rivett DA：Introduction to clinical reasoning.「Clinical reasoning for manual therapists」(Jones MA & Rivett DA, eds), p4, Butterworth Heinemann, 2004
7) Higgs J & Jones MA：Clinical reasoning in the health professions.「Clinical reasoning in the health professions 3rd ed」(Higgs J & Jones MA, eds), Butterworth-Heinemann, 2008
8) 相澤純也，他：変形性股関節症に対する的確・迅速な臨床推論のポイント．理学療法，28：176-187, 2011
9) Travaline JM, et al：Patient-physician communication：why and how. J Am Osteopath Assoc, 105：13-18, 2005
10) Boushehri E, et al：Clinical reasoning assessment through medical expertise theories：past, present and future directions. Med J Islam Repub Iran, 29：222, 2015
11) Jones M & Butler D：Razonamiento clínico.「Movilizción del sistema nervioso 2ª edición revisada」(Butler D, ed), p97, Editorial Paidotribo, S.L. 2009
12) Schwartz A & Elstein AS：Clinical reasoning in medicine.「Clinical Reasoning in the Health Professions（3rd ed）」(Higgs J, et al, eds), pp223-234, Butterworth-Heinemann, 2008

第1章 クリニカルリーズニングとは

2. クリニカルリーズニングの学習方法

中丸宏二

はじめに

クリニカルリーズニングの能力を向上させるためには，エキスパートのリーズニングについて理解することや自分自身の思考過程を内省することが重要であるが，一般的に陥りやすいリーズニングエラーを認識してエラーを防止することも必要となる[1]．
本稿では最初に一般的に陥りやすいリーズニングエラーを示し，その後にクリニカルリーズニングの能力を高める学習方法のなかから，本書で扱う症例報告とThe physical therapy clinical reasoning and reflection tool（PT-CRT）を利用した学習方法を紹介する．

1 リーズニングエラー

- リーズニングエラーはクリニカルリーズニングのすべての段階（認知，問診，解釈，統合，計画，内省）において起こり得るが[2]，特に**データの分析や統合**，**問診技術を含む認知のエラー**に関連していることが多い[3]．
- リーズニングエラーを防止するためには，よくみられるリーズニングエラーを認識し，自分自身に対する批判的な自己評価や同僚・指導者による建設的かつ的確なフィードバックが必要となる[1]．
- 表1に認識しておくべき臨床での各過程におけるクリニカルリーズニングエラーの例を示す．

表1 クリニカルリーズニングエラーの例

過程	エラー
情報収集	・重要な情報の見過ごしや不十分な情報収集 ・情報を誤って解釈する，情報を確認せずに推測する ・生物医学的知識または臨床的知識のいずれかを過度に重視する ・臨床症状との不一致に気がつかない
仮説形成	・好みの仮説や明確な仮説に偏り過ぎる ・好みの仮説を支持する症状の特徴にだけ注意を向け，仮説を否定する特徴は無視する（確証バイアス） ・仮説が非常に少ない，または他の仮説の検証を行わない ・すぐに仮説を限定する ・不明瞭な仮説を形成する ・他のカテゴリーに属する仮説を考慮しない ・関係のない情報によって仮説を確認したと誤解する ・すぐに最終的な意思決定を行う

（次ページに続く）

(続き)

過程	エラー
レッドフラッグの確認	・検査や治療を行う際の禁忌や注意事項を見逃す ・重篤な病態を示す徴候を見逃す．その徴候と仮説とを関連づけられない
診断	・患者の症状とあまり関連のない臨床所見を過度に重視する ・誤診する ・各症状の関連性を見逃す．原因と結果を確認する際に各症状を誤って関連づけてしまう ・演繹的推論と帰納的推論を混同して不適切に用いることで解釈を間違える
治療	・根拠のない治療を行う ・自分自身のリーズニングをモニター（メタ認知）することができない ・クリニカルリーズニングを行わずに治療のレシピに従って治療する（例：治療プロトコルを盲信する） ・意思決定に患者を関与させない ・患者の問題の背景や生活に及ぼす影響を考慮しない

文献1を参考に作成

2 症例報告を利用したクリニカルリーズニングの学習方法

- 症例報告は職場でのミーティングや専門誌などで目にする機会が多いが，よい症例報告にはセラピストのクリニカルリーズニングについての説明がある．また，臨床所見に関する疑問が提示されていることで同僚や読者は自らの考えを認識するようになる[1]．

- 本書の第2章のような紙面による症例報告を利用する学習方法には以下の内容が含まれる[1]．これらの内容を読者が自ら行ったり，あるいは指導者が確認したりすることによってクリニカルリーズニングの能力を向上させることに役立つ．

  ▶ 病歴などの項目を読んで見落とした情報がないか確認し，その見落とした情報が有用である理由を説明する．

  ▶ 患者の画像や問診時の第一声から症状に関連する手がかりを見つけて解釈する（初期の認知と仮説）．

  ▶ 身体的評価の主な所見から治療を決定し，その意思決定の理由を説明する．

  ▶ 身体的評価の所見を読んで現在の症状の原因となる病歴についての仮説を形成し，自分の仮説とケースの病歴を比較する．

  ▶ 症例報告の評価や治療に関する意思決定と自分の臨床経験やエビデンスとを比較検討する．何らかの違いがある場合はどちらが正しいかを単に考えるのではなく，柔軟に考えて自分の思考や意思決定に影響するバイアスを検討してみる．

3 PT-CRT[4] を利用した学習方法

- 内省（自分の考えや行動を深くかえりみること）はクリニカルリーズニングの能力を向上させるために非常に重要な要素である．

- セラピスト自身が行う内省のためのツール，あるいは指導者や同僚と議論する際のガイドとして The physical therapy clinical reasoning and reflection tool（PT-CRT, 表2）というものが開発されている．

- PT-CRTの項目すべてに回答してもよいし，あるいは必要な項目や質問を選択して回答してもよい．
- 「内省のポイント」には内省や指導者との議論を深める提案が記載されている．これらのポイントに回答することを，ぜひ実践していただきたい．

表2 The physical therapy clinical reasoning and reflection tool (PT-CRT)

Ⅰ．初期情報の収集／問診

a) 病歴と現在の機能

内省のポイント
- 患者の医学的診断が問診に及ぼす影響を判断してください．
- あなたの先入観や思い込みは問診にどのような影響を及ぼしますか？
- 得られた情報には何らかのパターンや症状との関連性は認められましたか？
- 情報の有用性は？
- 情報からどのような判断を下しますか？　その判断とは別の考え方はありますか？
- 診断や理学療法の必要性に関して，患者や家族の知識と理解度はどうですか？
- 患者にゴールは確認しましたか？　ゴール達成のための方法は？
- 集めた情報から他の医療機関へ紹介する必要性があるかの判断はできますか？

Ⅱ．初期仮説の形成

a) 身体構造／心身機能
b) 機能障害
c) 活動制限
d) 参加制約

内省のポイント
- 情報に基づいて仮説を形成できますか？
- 何に基づいた仮説ですか？（先入観？　経験？）
- どのようにして仮説形成に至ったのですか？その論理を説明できますか？
- 患者は仮説を支持しましたか？　情報は仮説を裏付けていますか？
- 患者のアウトカム（予後）についての予測は？
- 形成した仮説は，検査方法にどのような影響を及ぼしますか？
- 検査の方法，順序は？
- 環境因子が検査に及ぼす影響は？
- 他の診断情報が検査に及ぼす影響は？

Ⅲ．検査

a) テストと計測

内省のポイント
- 検査で用いるテストと計測方法を選択した理由は？
- そのテストと計測方法で仮説を支持あるいは否定することはできますか？
- そのテストや計測方法で状態の変化を確認できますか？　それらはMCID（minimal clinically important difference）が報告されているテストや計測方法ですか？
- どのように検査手順を計画しましたか？　他の手順は？
- 用いたテストや計測方法の計量心理学的特性（信頼性，妥当性など）を考慮したか説明できますか？
- 検査は実施していないが，患者の問題に影響を及ぼす可能性のある他の系統（神経系，筋骨格系など）について検討してください．
- 検査所見を同じ診断名の患者の所見と比較してください．
- 検査と計測方法はどのように患者のゴールと関連していますか？

Ⅳ．評価

a) 診断
b) 予後

（次ページに続く）

(続き)

内省のポイント

- どのようにして診断を下しましたか？診断に対する患者の反応は？
- 検査所見は初期仮説を支持あるいは否定しましたか？
- 取り組むべき最も重要な課題は何ですか？
- 患者のゴールと特定した課題との関連性は？
- 患者の予後に影響を及ぼす可能性のある因子は？
- 身体機能や環境，または社会的因子などが患者に及ぼす影響は？
- 患者の予後の根拠は？予後良好あるいは予後不良に関連する指標は？
- 患者との関係をどのように築きますか？
- 文化的要因はどのように患者の治療に影響しますか？
- 患者の行動や動機，治療への準備について何か考慮しますか？
- どのようにして患者がゴールを達成する能力を見極めますか？

Ⅴ．治療計画

a) 短期・長期ゴールの確認
b) アウトカムの確認
c) 理学療法の内容（頻度／強度，重要な要素）

内省のポイント

- どのようにして患者と家族のゴールを結びつけますか？
- ゴールは検査や評価を反映したものですか（ICF分類）？
- 理学療法の内容や治療計画（頻度，強度，予想される期間）をどのように決定しましたか？
- 理学療法による介入計画の重要な要素は，医学的診断とどのように関連していますか？
- 患者の個人因子や環境因子は，理学療法による介入計画にどのような影響がありますか？

Ⅵ．介入

a) 理学療法による介入の際に利用した科学的根拠についての説明
b) 全体的なアプローチ／戦略の確認
c) 優先的に行う介入手順の説明
d) 介入の進め方（内容の変更など）の説明

内省のポイント

- 全体的な理学療法アプローチ・戦略（運動学習，筋力強化など）についての説明
  - この患者に対して基本的な介入方法をどのように修正しますか？
  - この患者について特別に留意すべき特徴はありますか？
  - あなたのアプローチ方法は，理論や最新のエビデンスとどのように関連していますか？
- 介入計画を立案する際に，どのようにして介入戦略を決定しましたか？
- 介入戦略の理論的な背景は何ですか？
- 介入戦略はICFによる主要な問題点とどのように関連していますか？
- 患者や家族に対する介入戦略を変更する必要があると判断する基準は何ですか？
- 介入戦略で調整が必要なものは何ですか？
- 他の医療職とコミュニケーションをとる必要がある内容は何ですか？
- どのような書類を作成しますか？
- どのようにして安全を確保しますか？
- 患者／家族に対する教育
  - 教育方法の概要は？
  - 学習スタイル／バリアについて，また患者や家族に対する教育方法について説明してください．
  - どのようにして患者の理解と同意を得ますか？
  - どのようなコミュニケーション手段（言語的，非言語的）が最も有効ですか？

Ⅶ．再検査

a) 時期，頻度

内省のポイント

- 介入の効果を評価してください．何か修正する必要はありますか？
- 以前はわからなかったが，この時点で患者や家族に関して明らかになったことはありますか？
- ゴール達成に向けた状態に関して，ICFを用いて同じ診断名の他の患者と比較してください．

（次ページに続く）

(続き)
- 何らかの見落とし，誤解，過大評価，過小評価，再検討事柄などはありましたか？潜在的エラーに対処しますか？
- 患者や家族との関係に変化はありましたか？
- 治療的関係は変化しましたか？
- 新たな因子は患者のアウトカムに影響を及ぼしますか？
- 患者のゴールに向けた進み具合はゴール，予後，アウトカムに影響を及ぼしますか？
- ゴールに向けた進み具合に対する患者の見解（満足／不満）をどのように判断しますか？また，この患者の見解は治療計画に影響しますか？
- 理学療法は患者の人生にどのような影響を及ぼしましたか？

Ⅷ．アウトカム

a) 終了時の計画（フォローアップ，自助具，学校／仕事／社会復帰など）

内省のポイント

- 理学療法の効果はありましたか？アウトカムは何を用いて測定しましたか？MCIDを超える変化は認められましたか？
- 効果が認められた理由は？効果が認められなかった理由は？
- 患者がゴールを達成したかどうかについて，何を基準にして判断しますか？
- 患者が自宅，社会，仕事，学校，スポーツなどに復帰できる状態にあるかどうかについて，どのように判断しますか？
- 終了時に何らかのバリア（身体的，個人的，環境因子）はありますか？
- 患者の今後の人生に必要なものは何ですか？その根拠は？
- 患者にとって今後の理学療法の役割は何ですか？
- 今後の理学療法の必要性について，患者や家族はどのようなことを期待していますか？
- 患者の将来にわたる健康について，患者や家族とともにどのような計画を立てますか？

Ⅸ．指導者からのフィードバック

長所：

改善点：

MCID：臨床的に意味のある差異を示す最小の変化量．
文献4を参考に作成

文献

1) 「Clinical reasoning for manual therapists 1st edition」(Jones M & Rivett D, eds), Butterworth-Heinemann, 2004
2) Jones MA：Clinical reasoning in manual therapy. Phys Ther, 72：875-884, 1992
3) 「Physical Therapy of the Cervical and Thoracic Spine, 3rd edition」(R Grant, ed), pp85-104, Churchill Livingstone, 2002
4) Atkinson HL & Nixon-Cave K：A tool for clinical reasoning and reflection using the international classification of functioning, disability and health (ICF) framework and patient management model. Phys Ther, 91：416-430, 2011

第1章 クリニカルリーズニングとは

3. 客観的指標とフィジカルアセスメント（主観的評価）のとらえ方

田屋雅信

内部障害は心臓・肺・腎臓など文字通り身体内部に呈する器質的な疾患や障害であり，そこから症状（息切れなど）や現象（酸素化障害など）が外部に出現してくる．内部障害が重症であるほど身体表面に徴候が現れやすい．
内部障害に対するクリニカルリーズニングは，客観的な情報収集やフィジカルアセスメントから病態を考察し，レッドフラッグ（禁忌，理学療法による病態増悪）に注意したリスク管理や層別化をしながら理学療法プログラム（離床や運動療法）を選択する思考過程が重要である[1]（図1）．

1 臨床プロセス

循環器疾患（急性心筋梗塞，心臓外科手術後，解離性大動脈瘤）に対する理学療法は，日本循環器学会のガイドライン[2]をもとに各施設でクリティカルパスを作成し，そのスケジュールに基づいて安全に進めていくことが求められる．実際には客観的情報やフィジカルアセスメントから得られた評価から理学療法が安全に進められるかどうかを判断する．
一方，クリティカルパスから逸脱した場合だけでなく，慢性心不全（CHF）ならびに呼吸器疾患などは個別化された理学療法プログラムを構築する必要がある．呼吸器疾患に対する理学療法プログラムは，呼吸リハビリテーションマニュアル[3]や慢性閉塞性肺疾患（COPD）に特化したGOLD（global initiative for chronic obstructive lung disease）のガイドライン[4]を

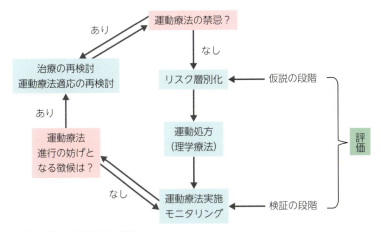

図1　リスク管理の手順

参考にするとよい．

どの状況においても臨床プロセスは情報収集やフィジカルアセスメントを駆使しながら，理学療法（運動療法）をどの程度の強度（ベッド上？歩行？有酸素運動？）まで行えることができるかを日々考えることである．

2 客観的指標とフィジカルアセスメント（主観的評価）（図2）

客観的な情報は画像所見，採血結果，生理検査所見など多岐にわたる．ただし，病期によって得られる情報が限られてくる．急性期よりも回復期，在宅の方が直近のデータが少ないので，リスク管理に難渋することも考えられる．その足りない情報を捕捉するためにフィジカルアセスメント（主観的評価）が必要となる．

1）客観的指標

理学療法を実施してよいか，理学療法中に有害事象が発生するリスクがないかを診療録で確認する．ただし，数値だけでなく付随した所見について必ずフィジカルアセスメントを行う．特に異常値まで急性増悪した際には注意を要する．

以下，臨床で用いられる客観的指標を一部紹介する．

- 画像所見

胸部X線画像，CTなどにより肺の状態（うっ血，胸水，無気肺，気胸など），心拡大の有無（心胸郭比），血管の石灰化などが評価できる．手術後急性期以外は毎日測定する検査ではないが，理学療法介入時と直近・入院時の所見とを比較する習慣をつける．

- 血液検査

血液検査によって理学療法の可否，理学療法中の有害事象の発生リスクを判断できる．例えば貧血（ヘモグロビン：Hb）は手術に伴う物理的な侵襲だけでなく腎機能障害にも合併し，進

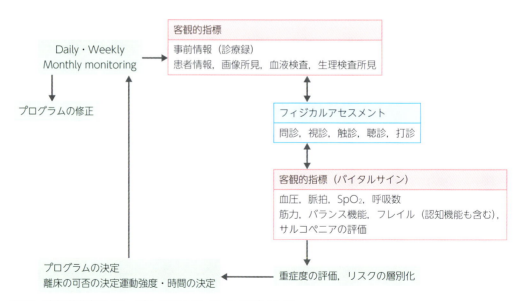

図2 客観的指標とフィジカルアセスメントのプロセス

行すると中止基準となりうる．

a) 炎症（C反応性蛋白：CRP，白血球：WBC），栄養状態（アルブミン：Alb）

　入院中の急性期から回復期にかけて評価をすることが多い．全身の発熱，関節等の炎症所見がないかを評価する．手術後の急性期や慢性炎症性疾患といわれるCHF，COPD（図3）[5]でも確認が必要となる．低栄養のときだけでなく炎症によっても低Alb血症となる．炎症による内因性の消費カロリーの増加かつ栄養状態不良による摂取カロリーの不足は，蛋白異化亢進の状態となり骨格筋の分解を進めてしまうため，過度な離床や運動療法が悪影響を及ぼすこともある．このようなときは離床の進行を留めること，運動療法を休むか強度・時間を減らして行うことも検討する．

b) 腎機能（Cr, eGFR），肝機能（GOT, GPT）

　腎機能はクレアチニン（Cr）や慢性腎臓病（CKD）の診断のカットオフ値でもある推定糸球体濾過量（eGFR）が60 mL/min/1.73 m^{2}以下であるかどうかを確認する．CKDを合併した内部障害患者は，腎機能が重症化すればするほど予後が悪く運動耐容能も低い．手術後急性期には急性腎障害をきたすこともしばしば見受けられる．Crが上昇し2.5 mg/dLを超えたら離床の進行や運動療法は中止を検討することが多い．肝機能は，うっ血肝などの異常な病態で上昇するだけでなく，薬の副作用で上昇することも多い．GOT，GPTが3桁を越えた場合には理学療法の中止を検討する必要がある．

c) 電解質

　理学療法中の有害事象の発生リスクとして電解質（Na, K）の変化があげられる．電解質のバランス変化は，心不全で投与される利尿薬によって水分バランスが変動することで生じる．また，食事（果物，野菜にはKが多く含まれる）によっても変動するので，内服のコンプライアンスだけでなく食事内容や摂取状況も確認が必要である．

　低Na血症は心不全の低灌流所見（低心拍出症候群）の1つであり，倦怠感が強く易疲労性を生じやすい．高K血症（5.0 mEq/L以上）は心室性の致死性不整脈を誘発しやすくするので，理学療法中に心電図モニタリングは必須である．低K血症は下痢や利尿促進に伴う脱水時に生じる．特に骨格筋の収縮に影響を与えるため，筋力低下や痙攣が生じないように注意する．重度になると四肢麻痺にいたることもある．

● 生理検査所見

　心エコー検査，肺機能検査，心肺運動負荷試験など最近は評価項目が多く，その解釈も複雑

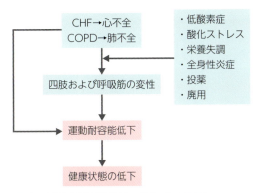

図3　運動耐容能低下に寄与する原因
文献5を参考に作成

化しているが，医師に教えてもらいながら所見を理解できるようにしておく．安静時と運動時の反応が評価できる点において理学療法に結びつきやすい．

2）フィジカルアセスメントの実際

フィジカルアセスメントは骨・関節・筋に関する障害でも重要であるが，内部障害ではアプローチが異なる．事前に得られた客観的指標からフィジカルアセスメントを行うことで患者の重症度，リスクを層別化し，理学療法プログラムを検討する．また，フィジカルアセスメントや理学療法に対する患者の反応（症状，現象）から客観的指標を確認しフィードバックするように，双方向な臨床思考プロセスも重要である．

フィジカルアセスメントの基本となるのは視診・触診・聴診，場合によっては打診である（**表1**）．所見の有無がどういう病態で生じるのかを理解することでクリニカルリーズニングを進めることができる．

このようにフィジカルアセスメントから重症度を確認してはじめてバイタルサインや身体所見などの客観的指標を測定・評価することが重要である．バイタルサインといえば血圧，心拍数（場合によってはSpO_2）のみレポートに記載されていることが多いが，このようなフィジカルアセスメントの結果も診療録に記載すべきである．

急性期では昨日と比べてどうか（Daily monitoring），外来や在宅では数日あるいは数週間前と比べてどうか（Weekly monitoring），治療（薬物療法など）が変わってどうか，運動時に現れる所見はないかについても評価する．

● 理学療法実施後の効果判定や過負荷の判定

急性期と回復期では1日や数週間ごとなど測定頻度が異なるため，測定値の増減やフィジカルアセスメントの変化についての解釈が異なる．一般的に改善を認めた際には理学療法の強度を増加させることができると考える．異常値を認めた際には，いつから（前日？数日前？数週間前？）変化していたのかを客観的指標とフィジカルアセスメントを行い評価する．また，医師や看護師と相談しながら理学療法実施の可否を相談することを習慣づける．

第2章以降では，離床ができるかどうか，運動療法をどの程度行えるのか，実際の臨床で悩むことが多い臨床思考過程を解説する．

表1　フィジカルアセスメントと所見

フィジカルアセスメント	評価すべき所見
視診	・爪のチアノーゼ所見 ・胸郭の動き ・姿勢変化に伴う息切れ（起座呼吸） ・頸静脈怒張
触診	・四肢の冷感 ・浮腫 ・筋萎縮の程度
聴診	・痰の有無 ・気道の狭窄 ・肺うっ血 ・異常心音（Ⅲ音）
打診	・清音：含気のある所（肺） ・濁音：含気のない所（無気肺，胸水） ・鼓音：含気の多い所（肺気腫）

文献

1) 松永篤彦:循環器理学療法におけるリスク評価と管理. 理学療法学. 36(4):246-250, 2009
2) 「心血管疾患におけるリハビリテーションに関するガイドライン(2012改訂版)」(合同研究班参加学会), 2015
3) 「呼吸リハビリテーションマニュアル-運動療法-第2版」(日本呼吸ケア・リハビリテーション学会, 他/編), 照林社, 2012
4) National Heart, Lung and Blood Institute, April 2011. updated 2015:Diagnosis, management and prevention of chronic obstructive pulmonary disease. Update of the Management Sections, NHLB/WHO workshop report. Bethesda, GOLD website. http://www.goldcopd.com
5) Gosker HR, et al:Skeletal muscle dysfunction in chronic obstructive pulmonary disease and chronic heart failure:underlying mechanisms and therapy perspectives. Am J Clin Nutr, 71:1033-1047, 2000

第2章

循環器疾患の
クリニカルリーズニング

1. 心不全
2. 心臓弁膜症術後
3. 急性大動脈解離術後

第2章 循環器疾患のクリニカルリーズニング

1. 心不全

血圧が低く息切れを認めるが，運動療法ができるか？

田屋雅信

はじめに

心不全は心疾患によって生じる心筋障害をベースとした症候群である．まずは心不全症候群となった基礎心疾患を把握することが必要である．

わが国では人口の減少と65歳以上の老年人口割合の増加が予測されているなか，心不全患者は2030年までに増加の一途をたどると推計されている[1]．2014年に心不全入院した患者は，約23万人で前年より1万人も増加しており，今後心不全による社会的負担はより大きくなるものと予想される．

高齢者には心不全を合併していることが多いため，あらゆる分野の理学療法の現場で心不全に対するクリニカルリーズニングが必要となりうる．

1 事前の情報整理

1）入手した情報は？

- 患者を訪室する前に診療録や他部門から得られた情報，検査所見を整理する．

症例 ①診療録，他部門からの情報

診断名：拡張型心筋症，心不全
合併症：糖尿病，慢性腎臓病
年 齢：71歳　　**性 別**：男性
身 長：170 cm　**体 重**：41.5 kg（入院時47.5 kg）
職 業：無職（定年退職）
家族構成：独居
現病歴：1カ月前より労作時息切れを自覚するようになった．2週間前から喀痰が多く夜間の起座呼吸と吐き気が出現し，当院の救急外来を受診した．肺水腫による心不全の診断で緊急入院となった．低心拍出症候群（収縮期血圧60 mmHg）や心室頻拍の出現により，CCUにて強心薬（ノルアドレナリン）を投与しつつ持続的血液濾過透析（CHDF）を実施した．入院1カ月後，両室ペーシング機能付植込み型除細動器（CRT-D）を植込んだ．労作時の血圧低下と息切れは残存しつつも透析の離脱，一般病棟への転棟が可能となり，理学療法が処方された．その後，心筋生検および右心カテーテルを実施し，拡張型心筋症と診断された．
右心カテーテル：PAWP 23 mmHg，CO/CI 3.23/1.95
心エコー検査：EF 20％，LVDd 78 mm，中等度MR
血液生化学検査：表1参照

画像所見：CTR 68％，肺うっ血・胸水あり（**図1**）．
治療状況：ドブタミン3γ，酸素3 L/min（鼻カニューレ），抗凝固薬，糖尿病薬内服

表1　血液生化学検査結果

	入院時 （2週間前）	現在
BNP（pg/mL）	1,109	915
Alb（g/dL）	3.3	2.6
Hb（g/dL）	12.6	8.0
Cr（mg/dL）	2.72	1.97
Na（mEq/L）	133	137

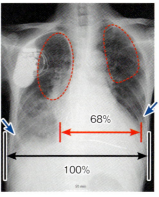

図1　胸部X線写真
⟷：CTR，→：胸水，◯：肺うっ血

2）この段階での考察は？

- 残存する労作時の血圧低下と息切れの原因について多角的にとらえていく．
- まずは，検査所見から心不全の重症度を予想することができる．**Forrester分類**[※1]に当てはめてみる．

> **memo**
>
> **※1 Forrester分類**[2)]
> 右心カテーテル，いわゆるスワン・ガンツカテーテルによる検査で心不全の状態を評価し，その分類に応じた治療がなされる（**図2**）．心係数（CI）は心拍出量を体表面積で除した値で，基準値は2.5〜4.0 L/min/m^{2}である．肺動脈楔入圧（PAWP）は12 mmHg以上で異常，18 mmHg以上で肺うっ血がはじまる．
>
> （L/min/m^2）
>
> | | I群：正常
経過観察
合併症の予防・治療 | II群：肺うっ血
利尿薬，血管拡張薬 |
> | --- | --- | --- |
> | 2.2 | III群：末梢循環不全
輸液 | IV群：肺うっ血・末梢循環不全
血管拡張薬
強心薬，IABP，PCPS |
>
> 0　　　　　　　　　　18　　　（mmHg）
> 肺動脈楔入圧（PAWP）
>
> ↓ 心臓が弱くなっている（心拍出係数（CI））
> → 肺がむくんでいる
>
> **図2　Forresterの病型分類による心不全病態の推定**

1 思考プロセス

◆ 考察を支持する所見・否定する所見 ①事前情報から

考察（考慮すべき順）	考察を支持する所見	考察を否定する所見
❶ 心不全の状態は？	◎ 労作時の血圧低下，息切れ ◎ Forrester 分類Ⅳ群（PAWP＞18 mmHg，CI＜2.2） ◎ ノルアドレナリン離脱，ドブタミン3γ（数日間変動なし） ◎ 体重が減り除水が進んでいる	ー
❷ 血圧低下を規定する因子は？	◎ 低心収縮能（EF20％） ◎ 貧血の進行（Hb 8.0 g/dL）	× CRT-D植込み後，心室頻拍の出現なし
❸ 息切れを規定する因子は？	◎ 貧血の進行（Hb 8.0 g/dL） ◎ 肺うっ血・胸水あり ◎ 酸素 3 L/min	ー

◆ 思考プロセス ①事前情報からの考察

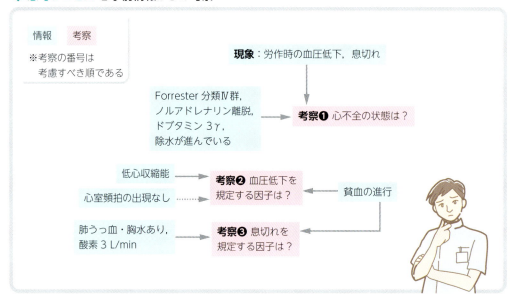

2 Check Point

Q1：心不全の重症度を把握するために確認すべき情報は？

- Forrester Ⅳ群の状態は**強心薬**を投与されていることが多く，その場合には投与量が理学療法を進めていく判断材料となる（表2）．一定のコンセンサスは得られていないので，各施設の医師と十分相談のうえ基準を作成するとよい．
- 本症例の場合，強力な昇圧作用があるノルアドレナリンは離脱できており離床を進めていくことができると考えられる．
- 肺のむくみについては胸部X線画像の肺うっ血の経時的変化や体重変化を確認する．本症例は入院時よりも体重は減っていることから除水により肺のむくみも改善している．ForresterⅣ群のなかで左上にシフトしつつあり，心不全は改善傾向である．

表2 強心薬投与状況による当院の理学療法内容

強心薬	目的		理学療法
ノルアドレナリン	昇圧（強力）		中止またはヘッドアップ，関節運動
ドパミン	昇圧（5～10μg/kg/min＝γ以下）		ベッド上～端座位
	利尿促進（3μg/kg/min以下）		歩行
ドブタミン	肺毛細血管拡張・心収縮力増強	10μg/kg/min以下	ベッド上～端座位
		3μg/kg/min以下	歩行（運動療法）

 介入時の強心薬投与量だけでなく，介入前までの投与量の変化を把握する．投与量が徐々に減ってきていれば理学療法を進め，直近で増量されていれば心不全の悪化が懸念されるため注意が必要である．肺がむくんでいる状態では利尿量と水分摂取量の水分バランス，体重の変化（3日で1.8 kg以上または1週間で2 kg以上の増加は注意）を評価する．

Q2：心不全の状態を評価する他の方法は？

- Forrester分類はあくまでスワン・ガンツカテーテル検査の実測値から得られる分類である．実測値が得られない場合，どの分類のどの辺に位置しているかは薬物などの治療状況からの推測に留まる．そのため，実際にはフィジカルアセスメントによる評価を行うことが必要となる．
  - ▶ フィジカルアセスメントからNohria-Stevenson分類[3]にあてはめてみる（図3）．Forresterの分類と同じ4つの分類であるが，必ずしも一致しない．
  - ▶ ただ，重症度のとらえ方と序列は同様である．この分類では，うっ血所見（右心不全），低灌流所見（左心不全）の有無により心不全の状態を評価できる．
- また，入院時と理学療法介入時直近のBNP[※2]も確認し，心不全の状態を評価する．

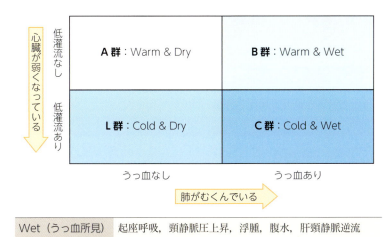

図3 Nohria-Stevenson分類

 ※2 BNP（脳性ナトリウム利尿ペプチド）
心不全の重症度をあらわすバイオマーカーである．一般的に月1回測定が可能である．200 pg/mL以上で入院加療が必要となり600 pg/mL以上で重症化しやすく予後が悪い．

Q3：血圧低下と息切れを規定する因子は？

- 不整脈に伴う血流量の変化を**表3**[4]に示す．不整脈の重症度により全身の血流量は低下していくが，心拍数の上昇が大きければ，表3に示す数値よりもさらに全身の血流量は低下する．
- 全身の血流量が低下し，心臓や脳への灌流量が減少することで**血圧低下**ならびに**意識障害**をきたす．本症例ではCRT-D植込み後，低心収縮（EF20％）に伴う心室頻拍が消失したことから心収縮力改善が得られたと思われる．
- 本症例における息切れは肺うっ血や胸水に伴う中枢側の問題と低心拍出（血圧低下）により運動筋への酸素供給量が低下し，容易にアシドーシスをきたすことで代償性換気亢進を呈す末梢側の問題が考えられる．また，貧血が入院時より進行しており酸素運搬に弊害を与えている．

表3 不整脈発生時の血流減少量

不整脈	冠血流	脳血流
上室性期外収縮の頻発	5%	7%
心室性期外収縮の頻発	25%	12%
上室性頻拍	35%	14%
頻脈性心房細動	40%	23%
心室頻拍	60%	75%

文献4より引用

2 主観的評価（入院6週目）

1）主観的評価の計画とその理由

- Nohria-Stevensonの分類に当てはめて前日または前回介入時から変化が起きていないか，まずは問診で評価する（**表4**）．

表4 うっ血所見と低灌流所見の評価

項目		問診・フィジカルアセスメント
両方の所見		☐ 尿量が少なくなっている？（利尿状況）
うっ血所見	肺うっ血	☐ 睡眠不足がある？（起座呼吸，寝不足による交感神経活性の亢進） ☐ 咳や痰が増えている？（肺うっ血，感冒症状） ☑ 労作時息切れが強い？〔肺動脈楔入圧（PAWP）の上昇〕
	体うっ血	☑ 食欲が落ちている？（腸管浮腫，栄養状態） ☐ 手足のむくみが悪化している？（浮腫） ☐ 同姿勢で頸静脈が怒張している？（頸静脈圧上昇） ☐ 腹部が張っている？（腹水，肝うっ血）
低灌流所見		☐ 手足が冷たい？（低灌流所見） ☑ 眩暈がする？（低血圧） ☑ 全身の倦怠感がある？（低Na血症） ☐ 動悸がする？（交感神経活性の亢進，貧血，不整脈）

主観的評価で本症例に該当するものに✓をつけた．

2）問診

- **PT**　昨日は眠れましたか？
- **患者**　眠れました．
- **PT**　朝食は食べられましたか？
- **患者**　あまり食欲がないので半分くらい残しました．
- **PT**　食事は座って食べていますか？
- **患者**　食事をとるくらいであれば座っていられます．
- **PT**　トイレには行けますか？
- **患者**　立つと眩暈でふらつくし息が切れるので，（ポータブル）トイレを持ってきてもらっています．
- **PT**　入院前はどのくらい動けましたか？
- **患者**　毎日，犬の散歩をしていました．

> **Pit Fall**　循環器疾患を担当する際，若いセラピストほど患者を訪室して最初に行うことは血圧測定になってしまう．まずは得られた情報をもとに問診からはじまるフィジカルアセスメントを行っていく習慣をつける．

症例　②主観的評価から得た情報

- **睡　眠**：良好
- **食　事**：5割摂取（700 kcal，塩分 3 g 相当），端座位で行えている．
- **入院前のADL**：自立レベル，犬の散歩ができる活動レベル．
- **主　訴**：倦怠感が強い，起きると眩暈がする，トイレに行くだけで息切れがする．→NYHA分類Ⅲ度[※3]

> **memo**　**※3 NYHA分類**
> 自覚症状に応じて4段階（Ⅰ～Ⅳ度）に分けられている．無症状であるⅠ度は積極的に心不全の発症予防を行う．Ⅱ～Ⅲ度は労作の程度により症状が異なる段階であり，フィジカルアセスメントを駆使しながら介入する．安静時から息切れなどの症状があるⅣ度は運動療法の相対的禁忌とされておりベッド上にとどめることが多い．

3）この段階での考察は？

- 眩暈による低血圧所見は，倦怠感が強いことから低灌流所見の影響が考えられる．
- 労作時の息切れは肺うっ血の影響が示唆されるが，食欲がないことからも体うっ血所見も認めている．

1 思考プロセス

◆ 考察を支持する所見・否定する所見 ②主観的評価から

※青字は新たな所見．※順位が同じ考察には番号にダッシュ（'）をつけた

考察（考慮すべき順）	考察を支持する所見	考察を否定する所見
❶' 心不全の状態は？	◎ 労作時の血圧低下，息切れ ◎ Forrester 分類Ⅳ群（PAWP＞18 mmHg，CI＜2.2） ◎ ノルアドレナリン離脱，ドブタミン 3γ（数日間変動なし） ◎ 体重が減り除水が進んでいる	－
NEW ❶' 心不全は改善しているか？	◎ BNPは入院時より低下している ◎ 起座呼吸なし ◎ 腎機能は改善傾向	✕ Nohria分類C群〔労作時の眩暈，倦怠感・腎機能障害（低灌流所見），労作時息切れ，食欲低下（うっ血所見）〕
❷ 血圧低下を規定する因子は？	◎ 低心収縮能（EF20％） ◎ 貧血の進行（Hb 8.0 g/dL） ◎ Nohria分類C群〔労作時の眩暈，倦怠感・腎機能障害（低灌流所見），労作時息切れ，食欲低下（うっ血所見）〕	✕ CRT-D植込み後，心室頻拍の出現なし
❸ 息切れを規定する因子は？	◎ 貧血の進行（Hb 8.0 g/dL） ◎ 肺うっ血・胸水あり ◎ 酸素 3 L/min ◎ Nohria分類C群〔労作時の眩暈，倦怠感・腎機能障害（低灌流所見），労作時息切れ，食欲低下（うっ血所見）〕	－

◆ 思考プロセス ②主観的評価からの考察

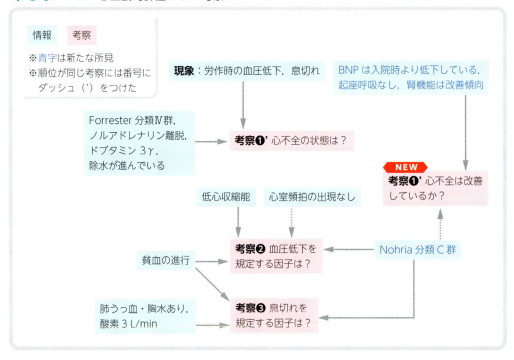

2 Check Point

Q1：問診からわかったうっ血所見，低灌流所見は？

- 画像所見で肺うっ血を認めているが，NYHA分類Ⅳ度の状態のように安静時に息切れがなく睡眠時に阻害することもないので，起座呼吸や発作性夜間呼吸困難を認めていない．
- 低血圧ならびに倦怠感が強く低灌流所見を認める．食欲が低下し食事量は少ないため体うっ血所見の身体的評価と低栄養の進行を経過観察する必要がある．また，減塩食の食事量が少ないため摂取塩分が少なくなり低Na血症および低灌流所見悪化の有無も確認する必要がある．
- 腎臓への低灌流所見を示す腎機能障害は入院時より改善傾向だが，依然異常値であるため体重・尿量の推移とともにうっ血所見の悪化がないか合わせて評価する．

Q2：理学療法を行ってよいか？

- 急性心不全は脱していること，安静時に症状がないことから理学療法自体の禁忌には該当しない（表5）[5]）が，ドブタミンを持続投与しているにもかかわらず労作時に血圧低下を認めるので離床に伴うリスクは高い．
- 本症例では離床を進める際の血圧低下，心拍数上昇，致死性不整脈の出現に注意すれば介入可能である．

表5　ESC心不全ガイドラインにおける運動療法別の禁忌

(A) 運動負荷試験と運動療法の禁忌	1．急性冠症候群の初期 2．未治療の致死性不整脈 3．急性心不全（血糖動態が不安定な発症初期） 4．コントロールされていない高血圧症 5．高度房室ブロック 6．急性心筋症と急性心膜炎 7．症状のある大動脈弁狭窄症 8．重症な閉塞性肥大型心筋症 9．急性全身性疾患 10．心内血栓
(B) 運動療法のみの禁忌	1．運動耐容能の低下，または最近3〜5日間の安静時呼吸困難感 2．低強度運動（＜2 METs，＜50 W）中の有意な虚血 3．コントロールされていない糖尿病 4．最近の塞栓症 5．血栓性静脈炎，新規の心房細動，心房粗動
(C) 運動療法によるリスクが高い	1．最近1〜3日間で1.8 kg以上の体重増加 2．同時，連続または断続的なドブタミン療法 3．運動中の収縮性血圧の低下 4．NYHA分類Ⅳ度 5．安静時または努力性労作で出現する複雑な心室性不整脈 6．安静臥位での心拍数が100 bpm以上 7．既存の併存疾患による運動耐容能の制限

文献5を参考に作成

3 身体的評価（入院6週目）

1）フィジカルアセスメント

- フィジカルアセスメントは問診から得た情報をもとに進めていく（**表6**）．
- フィジカルアセスメントを実施した後に客観的評価を進めていく（**表7**）．

2）思考プロセス

- 客観的評価をふまえ心不全の状態を再評価し，離床を進めていけるかどうかを判断する．

表6　フィジカルアセスメントのチェックポイント

	体うっ血	肺うっ血	結果
視診	頸静脈怒張，下腿浮腫も合併していないか？	臥位の方が息苦しくないか	端座位にて頸静脈の怒張は認めなかった
触診	下腿浮腫がないか，腹部（肝臓）に張りがないか？	心拡大による胸郭表面の心尖拍動が増大していないか	・下腿浮腫は認めなかった ・四肢ともに冷感があり筋萎縮を呈していた
聴診	呼吸音が減弱していないか？	・肺：湿性ラ音はないか ・心臓：Ⅲ音はないか	湿性ラ音を認めた

表7　評価項目

	項目		結果	解釈
1	バイタルサイン	安静時	・血圧 75/52 mmHg ・心拍数 96 bpm ・心電図 異常なし ・SpO$_2$ 96%	・起立性低血圧あり ・基本動作で心拍数上昇あり ・不整脈なし
		起立後	・血圧 65/53 mmHg ・心拍数 111 bpm ・心電図 ペーシング波形 ・SpO$_2$ 96% ・眩暈，息切れあり（Borgスケール15）	
2	起立時の症状，所見		・眩暈を認めた ・後方重心を認めた	・低血圧所見 ・抗重力筋の低下
3	粗大筋力		・SLR可能 ・膝伸展筋力 0.26 kgf/kg	・起立可能 ・歩行は介助が必要
4	立位バランス		片脚立位は5秒未満	転倒リスクあり

1 思考プロセス

◆ 考察を支持する所見・否定する所見 ③身体的評価後　※青字は新しい所見

考察（考慮すべき順）	考察を支持する所見	考察を否定する所見
❶' 心不全の状態は？	◎ 労作時の血圧低下，息切れ ◎ Forrester分類Ⅳ群（PAWP＞18 mmHg，CI＜2.2） ◎ ノルアドレナリン離脱，ドブタミン3γ（数日間変動なし） ◎ 体重が減り除水が進んでいる	－
❶' 心不全は改善しているか？	◎ BNPは入院時より低下している ◎ 起座呼吸なし ◎ 腎機能は改善傾向	× Nohria分類C群〔労作時の眩暈，倦怠感・腎機能障害，四肢の冷感（低灌流所見），労作時息切れ，食欲低下（うっ血所見）〕
❷ 血圧低下を規定する因子は？	◎ 低心収縮能（EF20%） ◎ 貧血の進行（Hb 8.0 g/dL） ◎ 労作時の頻脈 ◎ Nohria分類C群〔労作時の眩暈，倦怠感・腎機能障害，四肢の冷感（低灌流所見），労作時息切れ，食欲低下（うっ血所見）〕	× CRT-D植込み後，心室頻拍の出現なし
❸ 息切れを規定する因子は？	◎ 貧血の進行（Hb 8.0 g/dL） ◎ 労作時の頻脈 ◎ 肺うっ血（湿性ラ音），胸水あり ◎ 酸素 3 L/min ◎ Nohria分類C群〔労作時の眩暈，倦怠感・腎機能障害，四肢の冷感（低灌流所見），労作時息切れ，食欲低下（うっ血所見）〕	－

◆ 思考プロセス ③身体的評価後の考察

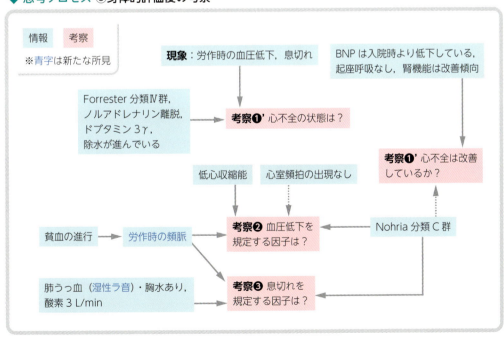

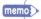 **Check Point**

Q1：身体的評価後，Nohria-Stevensonの分類における心不全の状態の推定は？
- 四肢の冷感が強く低灌流所見を認めた．聴診からも肺うっ血所見も認め，Nohria-Stevenson分類のC群（Cold & Wet）である．日々アセスメントを行うことで所見が改善してきたかを確認する．

Q2：血圧低下と息切れを規定する因子は？
- 酸素は3 L/minでの管理であり労作時の酸素化障害は著明ではない．心不全が増悪すると交感神経系などが代償的に働き心拍数を容易に上昇させる．
- 本症例は低心収縮能，貧血も合併しており労作時の頻脈が血圧低下に寄与していると考えられる．収縮期血圧70 mmHg未満で眩暈，息切れが生じている．

> **memo　Frank-Staringの法則** [6]
> 左心室が大動脈に駆出しなければならない血液量を前負荷という．体循環で戻ってきた血液量が左心室に充満すればするほど1回拍出量が増加する．しかし，心不全になると収縮力が低下するので前負荷に耐えられなくなり1回拍出量が増やせず，心拍数で代償するようになる．心拍数が上昇すると左心室に充満する血液量が減ってしまうので1回拍出量は低下し，結果として心拍出量は低下してしまう．

Q3：離床を阻害するその他の因子は？
- 起立・歩行に必要な粗大筋力は有しているが，膝伸展筋力・バランス機能が歩行自立レベルではないことで介助を要する．立位姿勢が後方重心であることから臥床に伴う抗重力筋低下が示唆される．
- また，食欲低下による低栄養は蛋白異化亢進をきたすため，骨格筋異常（筋萎縮など）に注意する．食欲が改善傾向を認めるまで少量頻回の離床に留め，有酸素運動のような積極的な運動療法は行えない．

4　初回の治療アプローチ（入院6週目）

- 事前情報・主観的評価時は離床は行えると思われたが，起立後の血圧低下と心拍数上昇から生じる眩暈・息切れにより離床が進められないため，まずはベッド上から理学療法を開始する．
- 欧州心臓病学会（ESC）のフローチャートに沿って理学療法を行っていく [5, 7]．まずは理学療法が禁忌ではない場合，段階的にレジスタンストレーニング（**プレトレーニング**[※4]）を行っていく．
- 下肢筋群の筋ポンプ作用により心臓への還流量を増加させ，血圧低下を予防する．

> **※4 プレトレーニング**
> ESCのガイドラインでは運動療法の段階を設定している（**表8**）[5]．まずは低強度かつ少ない回数で行うプレトレーニングを推奨している．セラピーボールやセラバンドを使用して行うことが多い．

表8　運動療法の段階

Step	目的	タイプ	強度	回数	量
Step1 プレトレーニング	・正しい方法を学ぶ ・感覚を覚える ・筋のコンディショニング	dynamic	30％1RM RPE＜12	5～10	・2～3セッション/週 ・1～3サーキット
Step2 レジスタンス/持久力トレーニング	・局所の有酸素持久力 ・筋のコンディショニング	dynamic	30～40％1RM RPE＜12～13	12～25	・2～3セッション/週 ・1サーキット/セッション
Step3 筋力と筋肉増強トレーニング	・筋肥大 ・筋のコンディショニング	dynamic	40～60％1RM RPE＜15	8～15	・2～3セッション/週 ・1サーキット/セッション

1) 初期の治療項目

	治療項目	目的
1	関節や筋の自動および他動運動	筋の伸張性，関節可動域の維持・改善
2	プレトレーニング	筋のコンディショニング，筋ポンプ作用を働かせる
3	起立練習	起立耐性を改善させる

Check Point

Q1：プレトレーニングには何を選択するか？
- ベッド上でセラピーボールを用いて脚伸展運動を行う．1セット5～10回とし，2セット行う（図4）．
- また，ベッド上端座位でエルゴメータを使用し低強度かつ短時間の運動（5 watts，1～2分，片脚約60回転程度）を行う（図5）．

Q2：起立練習をどのように行うか？
- 収縮期血圧が70 mmHg以上維持されているときには起立に対する耐性を改善させるため，歩行器を使用し起立練習ならびにカーフレイズ（つま先立ち運動）を実施する．
- カーフレイズは筋ポンプ作用だけでなく，抗重力筋の強化にもつながる．

> **Pit Fall** すぐにトレーニングを行うのではなく，事前に筋の伸張性，関節可動域の維持・改善を図るため，ベッド上で他動的ストレッチあるいは自動運動を行っていく．

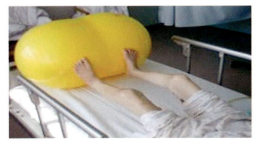

図4　セラピーボールを用いた筋力増強運動
息をこらえないように指導しながら，1セット10回程度から開始する．

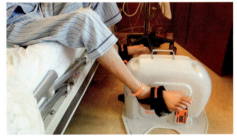

図5　仰臥位用負荷量可変式エルゴメータ
セラピストが機器を固定すれば端座位でも使用可能．

2) 初回の治療中の評価と解釈

- 運動中の眩暈，息切れの症状が運動中だけでなく，運動後も数分続くようであれば運動負荷が強かったと解釈する．
- また，運動後のフィジカルアセスメントを行い，運動前と比べてNohria-Stevenson分類上，悪化していないかを確認する．特に**四肢の冷感**，**酸素化低下**に注意する．主観的評価と客観的評価の改善を認めたら運動負荷（時間）を増やしていく．

5 4週間後の再評価（入院10週目）

1) 治療前の再評価

- 臨床経過を図6に示す．週単位だけでなく，評価は毎日行う．

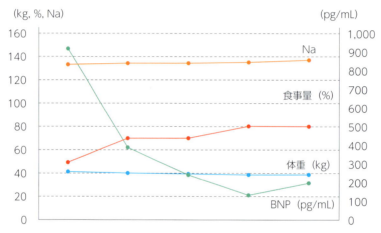

	開始時	1 W	2 W	3 W	4 W
体重（kg）	41.5	40.5	39.7	38.9	39.1
食事量（%）	50	70	70	80	80
Na	133	134	134	135	137
BNP（pg/mL）	915	389	242	135	199
DOB（mL/h）	3.0	2.5	1.5	0.5	off
カルベジロール（mg/day）	ー	ー	2.5	3.75	3.75

図6 臨床経過
DOB：ドブタミン

2) 問診

- **PT**：食欲はでてきましたか？
- **患者**：薄味ですけど少しずつ慣れて食べられるようになってきました．
- **PT**：尿の回数は減っていませんか？
- **患者**：特に変わりありません．
- **PT**：まだ起きると眩暈はありますか？
- **患者**：いきなり起きるとまだ眩暈はありますが，ゆっくり立てば，壁をつたってトイレにも行けるようになりました．

> **症例 ③4週間後の主観的評価から得た情報**
> **食　事**：食欲改善，8割摂取（1,120 kcal，塩分4.8 g相当）
> **利尿状況**：理学療法を開始しても利尿状況は悪化していない．
> **主　訴**：起きると眩暈はあるが，トイレに行くことができるようになってきた．→NYHA分類Ⅲ度で変化なし．

3) 再評価項目

- 立位の耐久性が改善し歩行練習へ移行できている．
- 運動療法を次のステップに進めていけるか判断していく．

	項目		結果	解釈
1	バイタルサイン	安静時	・血圧 82/55 mmHg ・心拍数 89 bpm ・心電図 ペーシング波形 ・SpO₂ 96%（酸素 1 L/min）	・起立性低血圧あり ・基本動作で心拍数上昇あり ・不整脈なし
		起立後	・血圧 75/53 mmHg ・心拍数 104 bpm ・心電図 ペーシング波形 ・SpO₂ 96%（酸素 1 L/min） ・眩暈なし，息切れは軽度あり（Borgスケール 13）	
2	起立・歩行時の症状，所見		・息切れは軽度あり ・後方重心は改善し，室内つたい歩きレベル	・心不全に伴う息切れ所見は改善傾向 ・骨格筋の疲労に伴う息切れ感が残存
3	粗大筋力		膝伸展筋力 0.36 kgf/kg	歩行は自立レベルの正常下限
4	立位バランス		片脚立位は12秒	転倒リスクは軽減

4) 思考プロセス

Q1：心不全の状態は改善しているか？

- カテコラミンが離脱できていることから少なくともForrester分類Ⅱ群の状態には移行した．
- Nohria-Stevenson分類では低Na血症の悪化なく経過していること，食事量の増加，体重の安定化，BNPの低下に伴い酸素化障害やうっ血所見の改善を認めていることよりC群からも脱しつつあることが確認できる．

Q2：息切れを規定する因子は？

- 心不全患者特有の症状である運動時呼吸困難感は，中枢の心機能障害の影響だけでなく骨格筋異常も関与している．心不全を発症すると骨格筋量の低下や筋力低下だけでなく，TypeⅠ線維（遅筋）は数，サイズともに減少する．TypeⅡ線維（速筋）はサイズが減少するが，TypeⅠ線維との相対的な割合は増加する．
- また，ミトコンドリア量やATP，クレアチンリン酸のレベルが低くなり，筋がすぐに疲労しやすくなる．加えて心拍出量の低下が骨格筋への灌流量を低下させることで，乳酸アシドーシスを亢進させる．乳酸アシドーシスが生じると代償的に換気が亢進され，運動時の呼吸困難感を助長する．持久性を重視したトレーニングを強化していく必要がある．

Q3：今後の理学療法プログラムの留意点は？

- カテコラミン離脱とともに今後はβ遮断薬※5の増量が基本治療となってくる（図7）．β遮断薬は心不全の改善を確認しながら徐々に増量されていくが，増量時にはBNPも上昇しやすく心不全悪化に注意する．

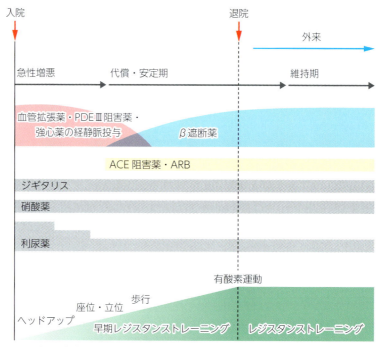

図7　心不全治療経過と理学療法
強心薬の離脱とともにβ遮断薬が少量開始されていく段階から運動量も増加させていく．

> **memo ※5 β遮断薬**
> 交感神経系を抑制するためにβ遮断薬が使用される．β遮断薬の注意点は，心臓の興奮を抑えすぎて心不全が悪化することである．そのため，心不全の代償後に少量から開始される．副作用は徐脈，倦怠感，血圧低下などの低灌流所見である．

A) リカンベント型　　　　　　B) アップライト型

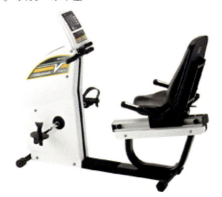
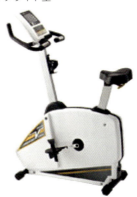

図8　エルゴメータの種類
画像提供：セノー株式会社

5) 4週以降の治療

①プレトレーニング
- 立位にてカーフレイズ，スクワット運動を行う．1セット10〜15回とし，2セット行う．

②歩行練習
- 本症例のように筋力低下が著しい場合は歩行器を使用する．
- 歩行器を使用することで呼吸筋や骨格筋の仕事量が減るため，容易に息切れを生じない可能性がある．棟内歩行が自立できるよう200 m連続歩行を目標とする．

③有酸素運動
- 血圧が低い，あるいは血圧が運動により低下しやすい場合，リカンベント型エルゴメータを使用するとよい（図8A）．アップライト型（図8B）と比べて下肢を下垂しないので血圧低下しにくい．10 watts，5分から開始する．
- 有酸素運動が15分程度行えるようになったら心肺運動負荷試験による運動耐容能の評価を行うかどうか医師と相談する．

おわりに

- 本症例は低心収縮能を呈し，致死性不整脈を合併し急性期の治療が長期化した．入院時のBNPも高く重症心不全であった．客観的評価とフィジカルアセスメントを日々行いながら運動量を調節した．眩暈・息切れ症状により離床が阻害されたが，心不全の改善とともに骨格筋由来の症状が中心となった段階で運動療法を強化した．
- また，独居でありソーシャルサポートが少ないため心不全増悪再発を予防するための指導を多職種と連携して強化していく必要がある．
- 心不全のクリニカルリーズニングは，検査結果などの事前情報から患者状況を推定しフィジカルアセスメントなどの評価やその後の理学療法介入時の反応を確認することである．この一連の流れを丁寧に日々行うことで臨床思考能力がついてくる．

文献

1) Okura Y, et al：Impending epidemic: future projection of heart failure in Japan to the year 2055. Circ J, 72：489-491, 2008
2) Forrester JS, et al：Medical therapy of acute myocardial infarction by application of hemodynamic subsets (second of two parts). N Engl J Med, 295：1404-1413, 1976
3) Nohria A, et al：Clinical assessment identifies hemodynamic profiles that predict outcomes in patients admitted with heart failure. J Am Coll Cardiol, 41：1797-1804, 2003
4) Aronson R：Hemodynamic consequences of cardiac arrhythmias. Cardiovascular reviews & reports. 2：603-609, 1981
5) Piepoli MF, et al：Exercise training in heart failure：from theory to practice. A consensus document of the Heart Failure Association and the European Association for Cardiovascular Prevention and Rehabilitation. Eur J Heart Fail, 13：347-357, 2011
6) Starling F：Zur Dynamik des herzmuskels. Z Biol 32：370-437, 1895
7) 高橋哲也：呼吸・循環器能障害に対する運動療法．理学療法，30（1）：60-71, 2013

第2章 循環器疾患のクリニカルリーズニング

2. 心臓弁膜症術後

術前からの心不全により低栄養を併発しているが，離床できるか？

櫻田弘治

はじめに

栄養状態の善し悪しは，先行研究からも各種疾患の予後を左右する因子として知られている．特に，がんや透析患者，呼吸器や循環器患者において目立って報告されている．これらに疾患で重要なことは，異化同化作用のバランスが保たれているか否かである．今回提示した心臓外科術後患者も同様に，手術侵襲や一過性に出現する低心拍出状態から引き起こされる心不全による異化と，術前の体内に担保されている栄養と術後の食事摂取による同化の双方が働き，この不安定な状況で早期に介入する理学療法の効果が求められる．

1 事前の情報整理

1）入手した情報は？

症例 ①医師からの情報

診断名：拡張型心筋症〔僧帽弁閉鎖不全症（MR），三尖弁閉鎖不全症（TI）〕

予定術式：僧帽弁形成術（腱索再建），三尖弁形成術

年　齢：59歳　　**性　別**：男性

身　長：157 cm　　**体　重**：40.7 kg　　**BMI**：16.5

職　業：企画制作（自営）

家族構成：別居中の妻．

手術までの経過：拡張型心筋症により5年ほど前より外来受診している．この1年間で3回の入院をくり返し，嚥下障害はないが食思不振となり，平地歩行でも息苦しさを強く感じるようになったため再度入院となった．これまでは内科的に心不全加療していたが，拡張型心筋症によって引き起こされた僧帽弁閉鎖不全症と三尖弁閉鎖不全症に対して手術の方針となった．生活環境は一人暮らしでADLは自立していた．

術後経過：本日術後第5病日．予定術式施行後，循環動態不安定であったため経皮的補助循環装置（IABP）挿入するも第3病日に離脱し，人工呼吸器は第4病日に抜管している．昇圧薬は減量傾向となっている．

投薬内容：ドブタミン 1γ，ドパミン 2.6γ，カルペリチド，フロセミド，アミオダロン，ワルファリン

血液生化学検査：表1参照

血液ガスデータ（ネーザルにて酸素 3 L/min 投与）：pH 7.42, PaO_2 89 mmHg, $PaCO_2$ 42 mmHg, HCO_3^- 22 mEq/L, Base Excess －2.3

圧データ：中心静脈圧（CVP）13 cmH_2O

心電図：all pacing（mode：VVI，90 bpm），自己波形は洞調律（SR），術後に突発性心房細動（PAF）となりアミオダロン投与にて洞調律復帰となっている．心室期外収縮（PVC）は2連まで確認されている．

胸部X線（図1）：軽度肺うっ血，軽度胸水，左背側下肺の透過性低下，CTRは62％．

＊スワン・ガンツカテーテルは挿入されているが即時抜去予定．

心エコー：LVEF 21％，LVDd 70 mm，LVDs 66 mmと左室の拡大が認められる．僧帽弁・三尖弁の逆流なし．

腹部X線とエコー：腸内にガス貯留，腹水軽度残存，肝腫大軽度残存．

その他：
- ドレーンは前縦隔と右胸腔に挿入されており排液は淡血性にて5～10 mL/h程度と減少傾向（図2）．
- 尿量は30～50 mL/h．

表1　血液生化学検査（第5病日）

TP（g/dL）	6.0
Alb（g/dL）	2.6
Cr（mg/dL）	1.0
eGFR（mL/min/1.73 m^3）	92
LDH（IU/L）	380
GOT（U/L）	114
GPT（U/L）	132
T-bil（mg/dL）	2.2
CRP（mg/dL）	5.2
Hb（g/dL）	13.8
BS（mg/dL）	122

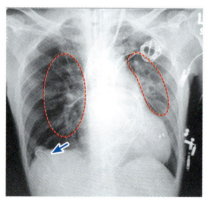

図1　術後胸部X線
◯：肺うっ血，→：ドレーン（右胸腔）

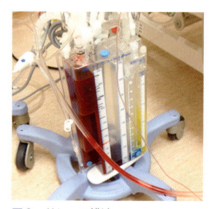

図2　ドレーン排液

2）この段階での考察は？

- 手術前・中・後と，術後理学療法は医学的な情報量を多く必要とする．特に，術前の理学療法評価を行うことで術後の理学療法目標を決定できる．

① 思考プロセス

- 多くの医学的情報を整理し，術後の離床をいつ，どこまで進められるのか考察する．
- この，離床を進めるための考察を否定する所見は，理学療法介入の際の**リスク管理**内容となる．

◆ 離床を支持する所見・否定する所見 ①事前情報から

考察（考慮すべき順）	離床を支持する所見	離床を否定する所見
❶ 術中・術後経過は良好？	◎ 予定手術が行われている ◎ ドレーン排液が淡血性で減少傾向	－
❷ 心原性ショックを否定し，循環動態は保たれている？	－	
ⓐ 低心拍出状態は改善傾向？	◎ カテコラミン離脱傾向 ◎ アシドーシスなし ◎ 尿量 30～50 mL/h ◎ 意識低下・混濁なし ◎ 僧帽弁・三尖弁の逆流なし ◎ 予定手術が行われている ◎ ドレーン排液が淡血性で減少傾向	× CTR 62% × 左室の拡大
ⓑ うっ血状態は改善傾向？	◎ CVP 13 cmH$_2$O（座位） ◎ 肺うっ血（座位） ◎ 尿量 30～50 mL/h ◎ SpO$_2$ 99%	× CTR 62% × 胸水 × 腹水・肝腫大軽度残存
ⓒ 不整脈はコントロールされている？	◎ all pacing 90 bpm，PVC は 2 連まで ◎ 術後の発作性心房細動にアミオダロン投与	× 術後に発作性心房細動が出現
❸ 代謝は保たれている？	◎ 透析なし ◎ 腎機能低下なし（Cr，eGFR） ◎ 尿量 30～50 mL/h ◎ BS は術後高血糖にて安定	－
❹ 呼吸状態は保たれている？	◎ SpO$_2$ 99% ◎ 左背側下肺の透過性低下（座位） ◎ 肺うっ血（座位）	－
❺ 栄養状態は保たれている？	◎ 術前 ADL 良好（BI 100 点） ◎ 術前の嚥下障害なし ◎ CRP 5.2 mg/dL	× うっ血肝（LDH，GOT，GPT） × 低栄養所見（術前 BMI，GNRI[※1]） × 腹水・肝腫大軽度残存
❻ スワン・ガンツカテーテルは抜去済み？	◎ 即時抜去予定[※2]	－

BI：Barthel Index，BS：Blood Sugar

> **※1 GNRIの算出式**
> GNRIは高齢者の栄養関連指標であり，低値ほど低栄養状態をあらわす．
> GNRI ＝ 14.89 × 血清 Alb 値（g/dL）＋ 41.7 ×（DW ÷ IBW）
>   *IBW は BMI ＝ 22 となる体重
>   *DW ＞ IBW の場合は，DW ÷ IBW ＝ 1 とする．
> GNRI ＜ 82：重度低栄養，82 ≦ GNRI ＜ 92：中等度低栄養，92 ≦ GNRI ＜ 98：軽度低栄養，98 ≦ GNRI：低栄養なし，と判断する．
>
> **※2 どうしてスワン・ガンツカテーテル挿入中は離床制限となるのか？**
> スワン・ガンツカテーテルは，主に内頸静脈より挿入・固定して，カテーテルの先端を右房・右心室内や肺動脈に留置し圧を測定している．このため，体動によってカテーテルの先端位置がずれ，心室壁を刺激することで致死的不整脈を誘発するリスクが高い．離床はカテーテル抜去後に進めるべきである．

◆ 思考プロセス ①事前情報からの考察

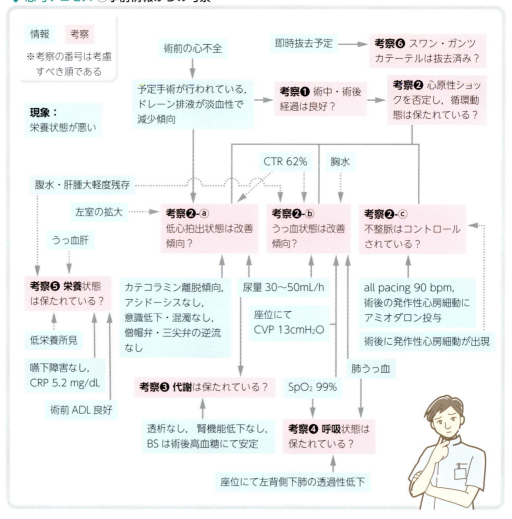

2 Check Point

Q1：術後経過は良好か？

- 手術記録や診療録より，予定していた手術内容で，トラブルなく順調に手術が終了しているのか，さらにICU帰室後の経過のなかでドレーンからの排液性状や量など，**再開胸止血**の方針がないか確認する．

Q2：心原性ショックを否定し，循環動態は保たれているか？

- 術後の低心拍出により，各臓器が低還流状態となるとアシドーシス状態となる．このアシドーシス状態に陥らないようにカテコラミンを使用して心拍出を補助している．つまり，「低心拍出状態の改善＝カテコラミン離脱傾向」である．
- さらに，このアシドーシス状態は，カテコラミンの強心効果を低下させるためアシドーシスを補正しながら対応する．
- 低心拍出とうっ血の双方の循環動態の指標は尿量である．術後の利尿期の前後に影響するが，**理想的な尿量**は患者の体重（kg）mL/h以上である．

Q3：術後の胸水貯留とは？
- 胸水は心臓外科手術による直接的な原因と**術後のうっ血性心不全**の遷延によって貯留する．心臓外科手術による胸水貯留は16.6〜88％である[1]．
- 貯留した胸水は，**注射針穿刺**や**カテーテルの挿入**によって排液する．ただし，少量の胸水は**利尿薬投与**によって治療する．呼吸理学療法によって胸水が減少することは決してない．

Q4：術後炎症による異化同化作用とは？
- 異化はエネルギーの蓄積を，同化はエネルギーの消費を意味する．
- 手術の侵襲によって生じる炎症は，数時間〜数日間に異化亢進状態となり，その後同化と創の修復作用が働く[2]．
- 異化と同化のバランスとして，重症患者の回復期はCRP値が3 mg/dL前後まで低下した時期[3]とするのが合理的といわれている．現段階では，本症例はCRPが5.2 mg/dLと高値であるが回復期傾向である．

Q5：心臓外科術後の心房細動とは？
- この症例は，術後に心房細動となりアミオダロン投与によってall pacing（自己波形は洞調律）となっている．
- 術後の心房細動は，術前の低活動[4]や交感神経活性等によって誘発され，発症率は冠動脈バイパス術で26.7％，僧帽弁を含む場合は48〜60％である．高齢者ほど発症率が高く80歳代で52％[5]とされている．
- また，発症時期は術後第3病日までに70％と術後早期発症の頻度が高い[6]．

Q6：心臓外科術後患者と低栄養との関係は？
- 本症例では術前の心不全による影響から，消化管浮腫による消化吸収障害や，食欲低下と喫食率の低下によりBMIは16.5，栄養指標であるGNRIは70と低栄養となっていた．術前の低栄養は術後リハビリテーションの進行を遅延させる[7]ため，注意が必要である．また，冠動脈バイパス術後の消化器合併症の発生率は3.1％との報告がある[8]．
- 本症例は，術前GNRI値が70と重度低栄養状態である．これまでの報告では，術後早期より理学療法を実施しても，術前低栄養なしの症例のうち術後8日までに歩行獲得できなかった遅延症例は15.3％であったのに対し，重度低栄養の症例では66.7％と，栄養状態により，歩行獲得までに差が生じることがわかっている．重度低栄養の症例が歩行獲得に遅延した理由の多くは術前からの運動能低下と循環器系の問題であった[7]．
- したがって，病態が許される範囲で術前より理学療法の介入を行い，運動能の改善をはかり手術に臨むこと，術後の歩行獲得目標を術後8日以降に設定し理学療法プログラムを立案することが重要である．さらにプログラム内容も離床や歩行練習のみ行うのではなく，早期よりプレレジスタンストレーニングを行うべきである．

2 主観的評価(術後第5病日)

1) 主観的評価の計画とその理由

- 臨床推論を行ううえで,医学的情報の正確性を高めるのが問診である.これによってさらに,考察の形成・検証を進める.
- 特に重要と思われる問診内容を表2にまとめた.
- ここで新たに評価したいのは**痛み**である.手術内容(僧帽弁・三尖弁形成術)と胸部X線の胸骨ワイヤーより,手術創は胸骨正中切開であることが伺える.さらに,上腹部にはドレーン挿入の創があり,術後の創部痛が妨げとなって呼吸抑制や離床の制限となっていることが考えられる.痛みを評価し,対応を検討する.
- 術前の活動量を確認することで,術前の心不全症状と運動機能や運動能の低下の程度を推論できる.

表2 問診内容

問診内容	推論内容
会話内容による意識レベルの確認	低心拍出による症状の有無
会話により息切れ症状の確認	うっ血による症状の有無
仰臥位で眠れる	
呼吸について	肺うっ血や正中創による肺活量低下
痛みの程度	創部痛の程度
痛みのコントロール具合	鎮痛薬の効果
離床についての説明	離床に際しての不安感や意欲
術前の心不全症状	・罹病期間は1カ月 ・栄養状態の低下 ・消化器のうっ血による吸収障害と食欲低下

 痛みの評価により,離床に向けた対応を検討する.

2) 問診

PT 昨夜は眠れましたか?
患者 手術前は横になると苦しかったので座って寝ていましたが,横になって眠れるようになりました.
PT 痛みの場所はどこですか?
患者 胸の傷のところが痛みます.他は痛みません.
PT どんなときに痛いですか?
患者 じっとしていても痛いので,先ほど痛み止め(アセトアミノフェン)をいただき楽になりましたが,まだ,咳をするときや体の向きを変えるときは痛みます.リハビリできるか不安です.

- **PT** わかりました．手術の傷が痛むのはどなたも同様ですので，できるだけ痛みがないようにお手伝いします．
- **PT** 手術前の症状についてですが，平地であれば問題なく歩ける状態でしたか？
- **患者** いいえ，入院の1カ月ほど前より外出時には途中途中で休憩しながらでないと息が切れて歩けませんでした．それからは，外出しないようにしていました．
- **PT** 他に，ご入院される前にどのような症状があったでしょうか？
- **患者** おなかが張っていたのもあると思うのですが，食欲が全くなくなったことですね．それでも水分はとらないといけないと思って，スポーツドリンクや水を飲んでいました．
- **PT** まだ，手術後は歩いていないので症状の改善がわかりませんが，手術後早期は息が切れやすいことが予想されます．しかし，リハビリテーションは，息切れが出ない，つらくないようなレベルでの運動を行いますので安心してください．また，この息切れ等の症状は病気の影響ではなく，手術の影響で一時的に出現するものですので徐々に改善しますから安心してください．
- **患者** そうですね，手術後は傷をかばうせいもあって息が大きく吸えなくなってしまいました．不安ですが，よろしくお願いします．

症例 ②主観的評価から得た情報

術前の症状：入院の1カ月前より平地歩行でも息切れをするようになっていた．
心不全症状が出現するため屋内生活を強いられ活動量は低下した．
心不全による消化管うっ血で腹満感と食欲低下があった．

創部痛：胸骨正中切開部の痛みに対して，安静時痛はアセトアミノフェンにて軽減しているが，体位変換や咳嗽時などで痛みが残存している．体動による痛みの出現を含む離床への不安感がある．

呼吸状態：息が大きく吸えない．

その他：会話より意識は声明でコミュニケーション良好．息切れを感じないことより会話の負荷レベルでは循環動態は維持されている．

3）この段階での考察は？

1 思考プロセス

- 離床を進めるにあたって，事前に収取した医学的情報からの考察と主観的評価である問診をふまえた情報により考察する．

◆ 離床を支持する所見・否定する所見 ②**主観的評価から**　※青字は新たな所見

考察（考慮すべき順）	離床を支持する所見	離床を否定する所見
❶ 術中・術後経過は良好？	◎ 予定手術が行われている ◎ ドレーン排液が淡血性で減少傾向 ◎ 意識清明	－
❷ 心原性ショックを否定し，循環動態は保たれている？	－	－
ⓐ 低心拍出状態は改善傾向？	◎ カテコラミン離脱傾向 ◎ 血圧低下なし ◎ アシドーシスなし ◎ 尿量30～50 mL/h ◎ 意識低下・混濁なし ◎ 僧帽弁・三尖弁の逆流なし ◎ 予定手術が行われている ◎ ドレーン排液が淡血性で減少傾向	× CTR 62% × 左室の拡大
ⓑ うっ血状態は改善傾向？	◎ CVP 13 cmH$_2$O（座位） ◎ 肺うっ血（座位） ◎ 尿量30～50 mL/h ◎ SpO$_2$ 99%	× CTR 62% × 胸水 × 腹水・肝腫大軽度残存
ⓒ 不整脈はコントロールされている？	◎ all pacing 90 bpm，PVCは2連まで ◎ 術後の発作性心房細動にアミオダロン投与	× 術後に発作性心房細動が出現
❸ 代謝は保たれている？	◎ 透析なし ◎ 腎機能低下なし（Cr，eGFR） ◎ 尿量30～50 mL/h ◎ BSは術後高血糖にて安定	－
❹ 呼吸状態は保たれている？	◎ SpO$_2$ 99% ◎ 左背側下肺の透過性低下（座位） ◎ 肺うっ血（座位） ◎ 呼吸が浅い	－
❺ 栄養状態は保たれている？	◎ 術前ADL良好（BI 100点） ◎ 術前の嚥下障害なし ◎ CRP 5.2 mg/dL	× うっ血肝（LDH，GOT，GPT） × 術前食欲低下 × 低栄養所見（術前BMI，GNRI） × 腹水・肝腫大軽度残存 × 術前より腹満感あり
❻ スワン・ガンツカテーテルは抜去済み？	◎ 即時抜去予定	－
NEW ❼ 創部痛や不安による体動制限？	◎ 安静時の疼痛コントロール良好	× 咳嗽時，動作時の疼痛コントロール不十分 × 不安言動あり
NEW ❽ 筋力・バランス能力・運動能の低下？	◎ 術前ADL良好（BI 100点）	× 低栄養所見（術前BMI，GNRI） × 術前のNYHA Ⅲ度 × 動作制限期間は約1カ月

◆ 思考プロセス ②主観的評価からの考察

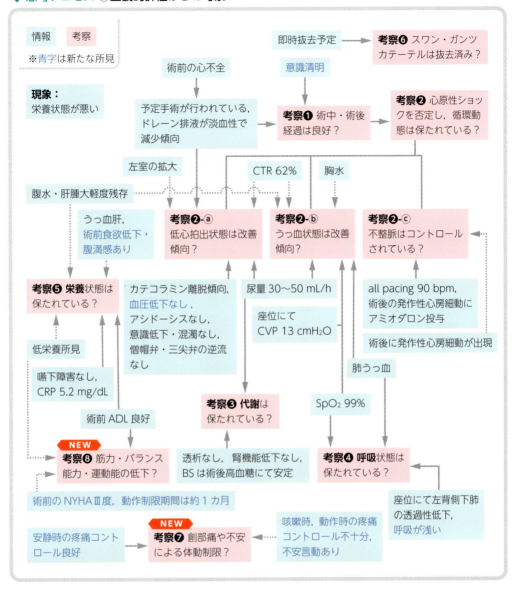

2 Check Point

Q1：創部痛のコントロール不良？

- 咳嗽や体動時の痛みのコントロールが不十分である．痛みへの恐怖心から不安感が募る．
- 胸帯の装着も検討の余地がある．また，この対処法により離床への不安感が軽減され，精神状態が安定する可能性がある．

Q2：術前の活動度が低かった？

- 症状出現による活動低下期間は1カ月ほどと長期化していたため，運動能力は低下していることが考えられる．安静臥床によって筋力低下や運動能低下に留まらず，その他多くの弊害をもたらす[9]．息切れの状態より，NYHA分類はⅡ度であり，早期の離床を支持する．

Q3:肺活量が低下している？
- 心臓外科術後肺活量は術後1日目の肺活量回復率は48％，5日目で69.2％[10]と報告されている．
- 本症例の場合，肺活量低下の原因として，肺うっ血や創部痛が考えられる．これは，座位を促し離床を支持する．

Q4:消化管のうっ血はあるのか？
- 心機能や腎機能低下により肝臓や消化管のうっ血を引き起こす．
- 本症例では肝うっ血より消化管のうっ血を疑う所見として，GOTとGPTの異常高値，さらにLDHの異常高値となる．加えて食思不振と腹満症状があるため，うっ血の可能性は高くなる．
- 特に右心不全により肝臓が急速に大きくなるに伴って肝臓の表面を覆っている肝被膜が急速に伸展するために痛みを生じ，右季肋部痛をきたす．

> **Pit Fall** 離床を進めるにあたり，理学療法では解決できないことも多い．このため，医師や看護師との情報共有のもと，離床しやすい環境づくりが必要である．まさにチーム医療である．

3 身体的評価（術後第5病日）

- 事前情報・主観的評価によって，離床を進めるうえでのいくつかの考察があげられてくる．この考察に対比させて，身体的評価（フィジカルアセスメント）を行い判断する．
- また，身体評価を行うことで新たな考察が出現することもあるが，この場合は，再度，事前情報・主観的評価に振り返って修正していく必要がある．

1）身体的評価項目（初回：第5病日）

	評価項目	目的	結果	解釈
1	Nohria-Stevenson分類（第2章-1 図3）	心不全・低心拍出とうっ血の有無を確認	Warm & Wet	低心拍出はなく，うっ血あり
2	ショックスコア（表3)[11]	バイタルサイン	・血圧 104/62 mmHg →0点 ・心拍数 90 bpm →0点 ・Bese Excess ～2.3 →0点 ・尿量 40 mL/h →1点 ・意識状態 清明 →0点 合計1点	ショックスコアは合計1点であり，ショック状態ではない
3	チアノーゼの有無	末梢の灌流状態	なし	低心拍出ではない
4	蒼白状態の有無		眼瞼・手掌：なし	
5	ブランチテスト		2秒程度で戻る	
6	ツルゴールの有無	栄養状態と脱水の有無	浮腫があるため正確な評価できず	評価困難
7	頸静脈怒張の有無	うっ血の有無	・45°ギャッチアップにて評価 怒張あり ・70°ギャッチアップにて評価 怒張なし	軽度の頸静脈怒張あり
8	浮腫の程度		・上肢 あり (mild) ・下肢 あり (moderate) ・体幹 背部にあり (mild)	Mildなうっ血あり

（次ページに続く）

(続き)

	評価項目	目的	結果	解釈
9	心音聴診（図3）	弁機能と心不全の有無	・心尖部の聴診：僧帽弁の逆流なし ・第3肋間胸骨左縁（エルブ領域）Ⅰ音・Ⅱ音聴取，ギャロップ音なし	異常音無し
10	呼吸音聴診	・肺うっ血の有無 ・胸水貯留の程度 ・肺虚脱や痰の貯留の有無	・気管支音：呼吸音の大きさは呼気＞吸気，wheezesなし ・気管支肺胞音：ラ音なし ・肺胞音：右下肺にラ音あり（胸腔ドレーン挿入の影響），両側肺底部と左背側下肺の吸気音減弱 ・深呼吸によって，吸気呼気ともに呼吸音は安静時呼吸音と大きさ，長さは変わらず ・粗い断続性水疱音（coarse crackles）聴取あり	・強い肺うっ血はない ・両側肺底部に胸水貯留，左背側下肺に無気肺を疑う ・気管支内に痰が貯留している
11	グル音	腸の動きを評価	グル音あり	腸の動きは正常
12	皮膚の状態	栄養状態を確認	パラフィン様皮膚あり（図4）	低栄養
13	呼吸状態	努力性呼吸の有無	・SpO_2 98% ・呼吸数 18回/min ・鼻翼や下顎呼吸なし	呼吸は速迫ではなく，比較的安定している
14	徒手筋力検査（MMT）	運動麻痺の有無と立位・歩行に必要な筋力評価	・四肢の運動麻痺なし ・大腿四頭筋：左右とも3レベル	立保持は可能だが，歩行には介助が必要[12]

表3　ショックスコア

	0点	1点	2点	3点
収縮期血圧（mmHg）	>100	80〜100	60〜80	<60
心拍数（bpm）	<100	100〜120	120〜140	>140
BE（Base Excess, mEq）	−5〜+5	±5〜10	±10〜15	>±15
尿量（mL/h）	>50	25〜50	0〜25	0
意識状態	清明	興奮〜軽度の応対遅延	著明な応対遅延	昏睡

各項目の合計点が0〜4点：非ショック，5〜10点：軽度〜中等症ショック，11〜15点：重症ショック
文献11より引用

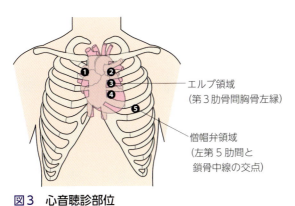

図3　心音聴診部位

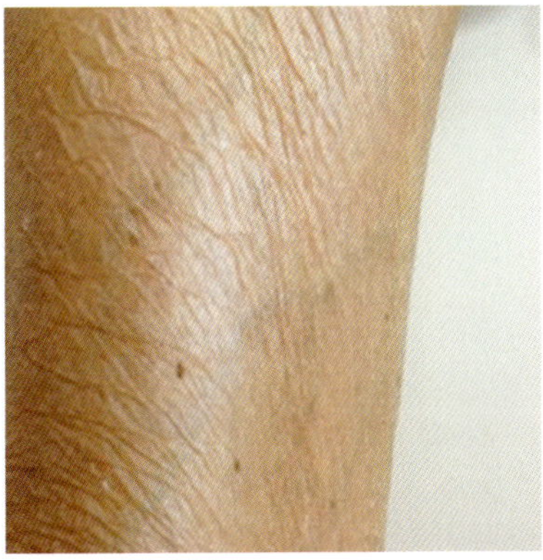

図4　栄養状態（下肢のパラフィン皮膚）
蛋白質・脂肪の低下によって，皮膚がパラフィン様に薄くなり，表面にテカリが出現する状態.

2）思考プロセス

1 思考プロセス

- フィジカルアセスメントを含め離床への考察を行う．

◆ 離床を支持する所見・否定する所見 ③身体的評価後　※青字は新たな所見

考察（考慮すべき順）	離床を支持する所見	離床を否定する所見
絞り込み！ ❶ 術中・術後経過は良好？	◎ 予定手術が行われている ◎ ドレーン排液が淡血性で減少傾向 ◎ 意識清明 ◎ 爪や手のひら，眼瞼の色調は保たれている	―
❷ 心原性ショックを否定し，循環動態は保たれているか？	―	―
絞り込み！ ⓐ 低心拍出状態は改善傾向？	◎ カテコラミン離脱傾向 ◎ 血圧低下なし ◎ アシドーシスなし ◎ 尿量 30〜50 mL/h ◎ 意識低下・混濁なし ◎ 僧帽弁・三尖弁の逆流なし ◎ 予定手術が行われている ◎ ドレーン排液が淡血性で減少傾向 ◎ 爪や手のひら，眼瞼の色調は保たれている ◎ ショックスコアにて非ショック状態と判断 ◎ Nohria-Stevenson 分類：Warm & Wet	× CTR 62% × 左室の拡大
絞り込み！ ⓑ うっ血状態は改善傾向？	◎ CVP 13 cmH$_2$O（座位） ◎ 肺うっ血（座位） ◎ 尿量 30〜50 mL/h ◎ SpO$_2$ 99% ◎ 45°にて頸動脈怒張あり，70°にて消失 ◎ Nohria-Stevenson 分類：Warm & Wet ◎ wheezes なし ◎ 全身浮腫軽度	× CTR 62% × 胸水 × 腹水・肝腫大軽度残存
絞り込み！ ⓒ 不整脈はコントロールされている？	◎ all pacing 90 bpm，PVC は 2 連まで ◎ 術後の発作性心房細動にアミオダロン投与	× 術後に発作性心房細動が出現
❸ 代謝は保たれている？	◎ 透析なし ◎ 腎機能低下なし（Cr，eGFR） ◎ 尿量 30〜50 mL/h ◎ BS は術後高血糖にて安定	―
❹ 呼吸状態は保たれている？	◎ SpO$_2$ 99% ◎ 左背側下肺の透過性低下（座位） ◎ 肺うっ血（座位） ◎ 呼吸が浅い ◎ whzeezes なし ◎ 痰の貯留あり	―
❺ 栄養状態は保たれている？	◎ 術前 ADL 良好（BI 100 点） ◎ 術前の嚥下障害なし ◎ CRP 5.2 mg/dL	× うっ血肝（LDH，GOT，GPT） × 術前食欲低下 × 低栄養所見（術前 BMI，GNRI） × 腹水・肝腫大軽度残存 × 術前より腹満感あり

（次ページに続く）

(続き)

考察（考慮すべき順）	離床を支持する所見	離床を否定する所見
絞り込み！ ❻ スワン・ガンツカテーテルは抜去済み？	◎ 即時抜去予定	−
❼ 創部痛や不安による体動制限？	◎ 安静時の疼痛コントロール良好	× 咳嗽時，動作時の疼痛コントロール不十分 × 不安言動あり
❽ 筋力・バランス能力・運動能の低下？	◎ 術前ADL良好（BI 100点） ◎ MMTにて大腿四頭筋3レベル	× 低栄養所見（術前BMI, GNRI） × 術前のNYHA Ⅲ度 × 動作制限期間は約1カ月

◆ 思考プロセス ③身体的評価後の考察

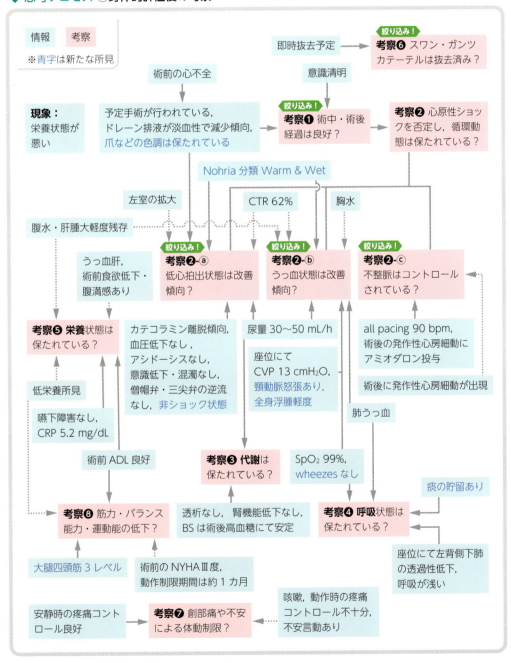

2 Check Point

Q1：心臓外科術後の排痰は難しいのか？
- 術後肺活量低下[10]に加えて，仰臥位から軽度ギャッチアップの姿勢では肺活量の低下をきたすこと，さらに，侵襲時における筋蛋白分解や筋構造ならびに筋機能の変化が筋力低下の原因の1つになることが考えられる[13, 14]．
- 本症例では，呼吸音聴診によって粗い断続性水疱音を聴取したことより，有効な排痰の妨げとなっている．

Q2：肺のうっ血はある？
- 本症例は，ギャッチアップ45°にて頸動脈怒張があり，70°にて消失している．個人差があるため一概にうっ血ありと判断できない．しかし，座位で認められたため，うっ血ありと判断された．

4 初回の治療アプローチ（術後第5病日）

- 現状は心不全から回復段階となっている．治療の妨げにならないように運動負荷を調整する．
- 治療中でも推論を継続し，必要があれば運動負荷量を変更する．
- 心原性ショックを否定し循環動態は低心拍出状態ではないことを理由として，離床は可能であり有効的と判断した．また，うっ血は軽度残存している所見のため，座位はうっ血改善のために有効と判断した．さらに痰の貯留があるも喀痰困難であり，これに対しても座位により効果的な排痰が可能と判断した．
- どこまで運動負荷を実施するかの判断は，ベッド上での徒手抵抗による自動運動→座位→立位足踏みの際の血行動態の変化で評価し，ステップアップ基準（**表4**)[15]に従って進める．

表4　ステップアップ基準

1	胸痛，強い息切れ，強い疲労感（Borgスケール>13），眩暈，ふらつき，下肢痛がない
2	他覚的にチアノーゼ，顔面蒼白，冷汗が認められない
3	頻呼吸（30回/min以上）を認めない
4	運動による不整脈の増加や心房細動へのリズム変化がない
5	運動による虚血性心電図変化がない
6	運動による過度の血圧変化がない
7	運動で心拍数が30 bpm以上増加しない
8	運動により酸素飽和度が90％以下に低下しない

 理学療法介入時に留まらず，1日の活動量をマネージメントすることは運動能の改善のみではなく，せん妄要望にもつながる重要な治療の1つである．

1）初回の治療項目と目的（第5病日）

- 図5のベッド上での下肢の運動目的は，筋力・筋力・筋持久力の向上を目的として行うのではなく，これから行う立位での足踏みや歩行による血行動態の変化を評価するために行う．
  - ▶ 現状は，術後の低心拍出状態から改善傾向に至る状態であるため，起立負荷による還流量低下と運動負荷に循環動態が維持できるのか，安全なベッド上で歩行を想定して行うものである．
  - ▶ 評価ポイントは，①運動前中後のバイタルサインの変化，②不整脈の出現，③フィジカルアセスメント（特に息切れや疲労の度合い，四肢末梢循環）の3点である．
  - ▶ この結果，問題なければ，次の運動負荷である足踏みや歩行練習へ移行する．

	治療項目	目的
1	胸帯の装着	創部の痛み緩和
2	呼吸・排痰法の実施と指導（ACBT）	排痰を行い，自己排痰もできるように指導する
3	四肢末梢の運動	・筋力低下予防 ・末梢循環を改善させ静脈還流量を増やし，循環の改善を促す
4	ベッド上の下肢運動	これから行う足踏みや歩行による血行動態を評価する（図5）
5	座位	・姿勢変化による血行動態耐性を評価する ・座位姿勢の保持獲得 ・無気肺改善と排痰
6	立位足踏み	・立位姿勢獲得と立位バランス改善 ・血行動態を評価する ・無気肺改善と排痰
7	室内歩行練習	・血行動態を評価する ・無気肺改善と排痰
8	マネージメント 活動量	・運動能の改善 ・せん妄予防[16]

ACBT (active cycle breathing technique)：アクティブサイクル呼吸法

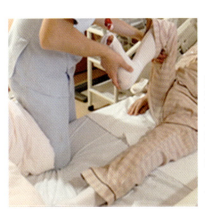

図5　ベッド上の下肢運動
方法：徒手抵抗による片側下肢の伸展運動を20回程度行う．負荷は今後行う予定の立位足踏みを想定した強度で行うため，おおよそMMT3程度の抵抗を加える．
評価点：①運動前中後のバイタルサインの変化（心拍数，血圧，SpO_2，呼吸状態など），②不整脈の出現（運動による不整脈の増加や心房細動などへのリズム変化の有無），③フィジカルアセスメント〔心不全症状の有無（低心拍出状態かうっ血状態）を息切れや疲労の度合い，Nohria-Stevenson分類による四肢末梢循環〕を行う．

- 運動負荷量の設定方法は栄養状態の改善を考慮しなければならない．右心不全による消化管のうっ血（腹水貯留・肝うっ血）の改善と摂取カロリーの改善が指標となる．運動による過負荷状態が低栄養によるものだと判断する明らかなサインはないが，食事摂取量の増加や栄養指標であるGNRIの改善，浮腫の増悪がなく体重の増加が認められるにもかかわらず，うっ血所見の増悪を含めた心不全所見がないことが重要である．
- 患者にとっては歩数計を使用して自主的に1日の歩数を増加させることができる優等生の方もまれにいるが，多くの患者には，患者個人に合わせて段階的に目標歩数を掲げてマネジメントすることが必要である．これによって，退院後の自宅での運動療法の習慣化につながる．患者自身の運動療法への働きかけは理学療法士もちろんのこと，看護師や医師の励ましも重要である．

2）初回治療後の再評価と解釈（表5）

表5 運動負荷によるバイタルサイン変化とその他の所見

運動項目	バイタルサイン			Nohria-Stevenson分類	その他の所見
	心拍数（bpm）	血圧（mmHg）	SpO$_2$*（%）		
安静	90（all pacing）	102/60	99	Warm & Dry	―
ベッド上の下肢運動	90（all pacing）	108/66	99	Warm & Dry	・息切れなし
座位（自立）	90（all pacing）	98/60	98	Warm & Dry	・息切れなし
立位足踏み（介助）	90（all pacing）	100/70	99	Warm & Dry	・息切れなし
室内歩行（介助）	122（心房細動）	108/62	100	Cold & Dry	・軽度息切れ ・weezesなし ・軽度の冷感
運動後安静	112（心房細動）	100/62	99	Warm & Dry	・息切れ消失 ・倦怠感なし

＊酸素 3 L/min時

- 胸帯を装着することにより動作の痛みが軽減し，動作への不安感が軽減した．また，この時期に姿勢保持を獲得することは必要だが，点滴ラインや尿道カテーテル，テンポラリー装着していることから通常の生活環境とは異なる現状での動作獲得を目的とした理学療法は行うべきではない．
- 動作介助が必要であることと，易疲労感に注意を払いながら運動負荷を増加させていく必要がある．
- 本症例では，室内歩行によって再度心房細動となった．その前の立位足踏みによる運動負荷によって，その後の歩行が過剰な運動負荷であると判断することはできない．室内歩行の負荷が心房細動をもたらした可能性も否めないが，室内歩行に至るまでの評価が適切であったため頻脈性の心房細動によっても血行動態が破綻せず，負荷後の安静で，即座に息切れ等の症状は消失したと推測される．術後の心房細動は出現頻度が高く，リハビリテーションを進める妨げとなる．

> **Pit Fall** 理学療法中に，今回のような不整脈が発生した場合，すみやかに医師や看護師と情報共有する．その際は理学療法含め治療を検討する．

3）次回介入時の状態予測

- 排痰はACBT獲得により可能となり，気道クリアランスが獲得されていると思われる．
- 胸帯によって，動作に対する不安感は少なくなっていると思われる．
- 心房細動に対しての治療はアミオダロン増量かレートコントロールのための薬剤投与が考えられる．どちらにしろ，コントロールされていればall pacingであるので，室内歩行までは可能と思われる．

5 翌日の治療（術後第6病日）

1）治療前の再評価

- all pacingにてコントロールされており，前日（第5病日），運動負荷を中止した室内歩行まで行い，再評価する．
- さらに次回の運動負荷を増加させることができるのか検討する．

2）問診

- **PT**　ご自身で痰を出せるようになりましたか？
- **患者**　はい，座れば出せるようになりました．痰の量は少なくなってきました．
- **PT**　痛みの具合はどうですか？
- **患者**　胸のバンドのおかげで，動いてもほとんど痛みがなくなりました．
- **PT**　手術後は不整脈が出たりするのですが，症状はありましたか？
- **患者**　特に症状はありません．
- **PT**　食欲はどうですか？
- **患者**　昨日は半分しか食べられませんでしたが，今日は全部食べられました．不思議ですが，お腹がすいてしょうがないです．

> **症例　③翌日の主観的評価から得た情報**
> 排　痰：胸帯によって体動が苦にならずに可能となり，座位をとりやすくなった．さらに座位姿勢によって，臥位よりも腹筋が働きやすくなり排痰が容易になった．
> 食　欲：心不全による消化吸収が改善傾向であることが食欲改善となり，低栄養の改善へつながっていく．

3）再評価項目（表6）

- 再評価では，術後の一過性の心不全所見は軽減していた．
- 心房細動に対しての治療は，初回治療後の予測通りにアミオダロンの増量によって洞調律

へ復帰し，all pacingの状態となっていた．

表6 再評価項目とその結果の解釈

	評価項目	結果	解釈
1	心電図	all pacing　VVI 90 bpm 自己波形は洞調律	アミオダロン増量によって洞調律へ，pacingの心拍数が上回りV pacingとなった
2	胸部X線	うっ血，胸水改善（図6）	心不全は改善傾向
3	尿量	70〜100 mL/h	利尿期になり尿量が多くなった
4	低栄養（喫食率）	完食	心不全による消化器症状の改善
5	痛み	安静時，動作時ともに疼痛なし	アセトアミノフェンと胸帯によってコントロール
6	呼吸状態	・自己排痰ができるようになった ・前日より息がすいやすくなった	創部痛の消失と肺機能の改善
7	運動機能・運動能	翌日のため大きな変化がないが，日中の座位時間は確保できている	1日で改善することはないが，痛みなく動けることで活動量を上げることにつながった

4）思考プロセス

Q1：心不全は改善傾向にあるのか？

- 胸部X線（図6），血液生化学検査，尿量，Nohria-Stevenson分類などから，多角的に改善しているといえる．

Q2：運動負荷と術後の心房細動の出現は，どのように考えたらよいのか？ また，どのように注意したらよいのか？

- 術後の心房細動の発生率は高く，今後も運動負荷を含めた誘発によって出現することが考えられる．しかし，心不全の改善とともに心房細動になっても循環動態の破綻はなく，また，症状がないことより，術前から突発性心房細動があったことも大いに考えられる．心房細動において軽度の運動負荷を増加させることは，医師・看護師とのコンセンサスが得られれば可能である．

- 不整脈：心房細動が出現していても無症状な場合は，循環動態の破綻はない可能性がある．また，患者は心房細動の出現に対する恐怖心はない．基礎疾患は拡張型心筋症による僧帽弁閉鎖不全症であること，さらに術後のLVDdが70 mmあることより左心房への容量負荷が影響していると予想される．今後も心房細動は出現する可能性が高い．

Q3：術後の喫食率の改善が意味することは？

- 術後に喫食率が改善したということは，手術によって心不全の改善が認められたことになる．現状の運動負荷では低栄養の影響は認められないが，今後も栄養状態の指標も十分考し，運動負荷量を設定していく必要がある．

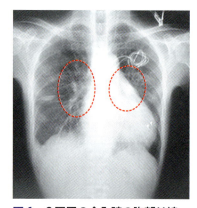

図6　2回目の介入時の胸部X線
◯：肺うっ血改善．
左胸水透過性改善（特に下行大動脈および，横隔膜と心臓の境がはっきりみえるようになった）．

5）2回目の治療（第6病日）

	治療項目	目的
1	呼吸・排痰法の確認（ACBT）	自己排痰を獲得する
2	四肢末梢の運動	・筋力低下予防 ・末梢循環を改善させ静脈還流量を増やし，循環の改善を促す
3	立位足踏み	・立位姿勢獲得と立位バランス改善 ・血行動態を評価する ・無気肺改善と排痰
4	室内歩行練習	・血行動態を評価する ・無気肺改善と排痰
5	マネージメント（活動量）	・運動能の改善 ・せん妄予防[16]

- 1日の活動量をマネージメントしたことによる効果は1日では期待されない．まず，短期目標として，病棟内を移動できる距離（200 m程度）を目標に，2～3回/日の少量頻回に歩行練習を行う．
- 歩行獲得後，退院後心血管イベント発生率が少ないとされている運動量である1,200歩/日[16]を退院までの目標とし，できるだけ患者自身で自由に病棟内を移動できるよう，ベッドの位置と点滴の位置やベッド柵の設置においてもマネージメントする．

おわりに

- 心臓外科術後の理学療法は，医学的治療の妨げにならないように，医師・看護師とのチームで方針を決定しながら行わなければならない．さらに，刻々と変化する患者の状態が改善傾向なのか，増悪傾向なのか判断できるツールを使用し，常にアンテナを張って評価することで安全に，かつ効果的な理学療法が行える．
- 身体機能を維持するためのエネルギー源である蛋白質は，心臓外科術後患者は手術侵襲や一過性に出現する低心拍出状態から引き起こされる心不全による異化亢進により分解され，術前の体内に担保されている栄養と術後の食事摂取による同化によって合成される．術後早期の異化亢進状態の時期に，高強度の運動療法を行っても筋力増強を図ることは難しいばかりか，異化亢進を促通してしまう懸念がある．術後の異化＜同化時期をクリニカルリーズニングによって見極め，運動強度を増やすことが効果的な理学療法である．
- 本症例のような術前より低栄養状態の症例も同様であるが，安静臥床による廃用の症例やFrailty（フレイル）や前段階のpre Frailty（プレフレイル）の症例に対する理学療法は，術後異化亢進状態にさらされる術後の介入のみでは限界がある．術後のスムーズな改善には術前の理学療法が必須である．術前の薬物療法による心不全加療や栄養状態の改善，そして循環動態に影響を及ぼさない範囲での理学療法を積極的に行うべきである．
- 本稿では心不全によって低栄養を併発した心臓外科手術後の症例に対する，離床に向けたクリニカルリーズニングを進めてきた．本症例は，手術によって心不全が改善し，それに伴って喫食率が上がることで，低栄養の改善となっていった．栄養状態は術後の理学療法において重要な要因である．経口摂取が困難である場合などは，栄養状態を評価しながら運動負荷を増加させていく配慮が必要である．

文献

1) Wynne R & Botti M：Postoperative pulmonary dysfunction in adults after cardiac surgery with cardiopulmonary bypass：clinical significance and implications for practice. Am J Crit Care, 13：384-393, 2004
2) 「The metabolic response to surgery」(Thomas CC, et al, eds), Springfield, 1952
3) 寺島秀夫, 他：侵襲下の栄養療法は未完である－栄養療法の本質, 効果と限界. Intensivist 3 (3)：373-397, 2011
4) Giaccardi M, et al：Postacute rehabilitation after coronary surgery：the effect of preoperative physical activity on the incidence of paroxysmal atrial fibrillation. Am J Phys Med Rehabil, 90：308-315, 2011
5) Almassi GH, et al：Atrial fibrillation after cardiac surgery：a major morbid event? Ann Surg, 226：501-513, 1997
6) Aranki SF, et al：Predictors of atrial fibrillation after coronary artery surgery. Current trends and impact on hospital resources. Circulation, 94：390-397, 1996
7) 櫻田弘治, 他：術前栄養状態と心大血管手術後リハビリテーション進行の関連. 理学療法学, 40：401-406, 2013
8) Yoshida K, et al：Gastrointestinal complications in patients undergoing coronary artery bypass grafting. Ann Thorac Cardiovasc Surg, 11：25-28, 2005
9) Sandler H, et al：The Physiological Consequences of Bed Rest. Journal of Exercise Physiology online Inactivity：physiological effects：Academic Press, 10(3)：11-47, 1986
10) 高橋哲也, 他：心臓外科術後の肺活量の回復について. 理学療法学, 30(6)：335-342, 2003
11) 小川 龍：ショックの定量的評価法, ショック・スコアの提案. 救急医学, 3：329-322, へるす出版, 1979
12) 山崎裕司, 他：高齢患者の膝伸展筋力と歩行速度, 独歩自立との関連. 総合リハ, 30：61-65, 2002
13) Diegeler A, et al：Humoral immune response during coronary artery bypass grafting：A comparison of limited approach, "off-pump" technique, and conventional cardiopulmonary bypass. Circulation, 102：III95-II100, 2000
14) Bloch S, et al：Molecular mechanisms of intensive care unit-acquired weakness. Eur Respir J, 39：1000-1011, 2012
15) 「心血管疾患におけるリハビリテーションに関するガイドライン（2012年改訂版）」（合同研究班参加学会/編）, 2011
16) Takahashi T, et al：In-patient step count predicts re-hospitalization after cardiac surgery. J Cardiol, 66：286-291, 2015
17) Young J, et al：Diagnosis, prevention, and management of delirium：summary of NICE guidance. BMJ, 341：c3704, 2010

第2章 循環器疾患のクリニカルリーズニング

3. 急性大動脈解離術後

術後酸素化障害を認めるが，離床できるか？

安達裕一

急性大動脈解離（AAD）のうち，Stanford A型急性大動脈解離（AAD type A）の症例は致死率が高く，緊急手術が必要とされる[1]．AAD type A術後は，全身状態が不安定であることが多く，離床の可否の判断に迷うことが多い．本症例においては，酸素化障害を呈するAAD type A術後における，離床を進めるにあたってのクリニカルリーズニングの方法について紹介する．

1 事前の情報整理

1）入手した情報は？

症例 ①診療録からの情報

診断名：急性大動脈解離（Stanford A型）
手術名：弓部大動脈置換術
年　齢：64歳　　**性　別**：男性
身　長：170 cm　**体　重**：71 kg　　**BMI**：25.0
職　業：会社員
現病歴：仕事中に急激な心窩部痛あり．安静にするも症状改善なく，意識レベルも低下．救急車で他院搬送となり，造影CT検査にて前述診断．手術目的に当院緊急搬送となる．
術前画像所見：
・胸部CT画像（図1）：上行大動脈から両側外腸骨動脈まで，偽腔開存型解離を認める．腸間膜動脈・腎動脈は真腔から，腹腔動脈は偽腔から血流あり．
・心エコー検査：少量の心嚢液貯留あり．
併存疾患：高血圧症
手術状況：
・手術時間 383分　　・人工心肺時間 174分　　・大動脈遮断時間 151分
・出血量 2,430 mL　　・術中総水分バランス ＋1,230 mL
・術中所見：人工血管置換部位からの出血が多く，止血に難渋．輸血施行．心嚢・胸骨下・人工血管周囲にドレーン留置．
ICUチャートからの情報（術後ICU入室から評価時までの経過）：
　ICU入室後，各ドレーンからの血性排液が多く，止血剤および血小板投与．血圧コントロールのため，降圧薬を投与しながら循環管理．ICU入室後約20時間で人工呼吸器離脱．酸素マス

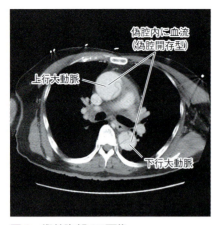

図1　術前胸部CT画像

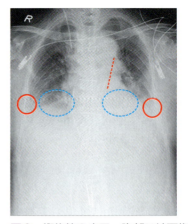

図2　術後第2病日，胸部X線画像
心胸郭比（CTR）61％，肺うっ血あり．
○：肋骨横隔膜角が鈍化．
⋯：横隔膜のラインが不明瞭化．
---：下行大動脈のラインが不明瞭化．

ク（8 L）での呼吸管理となったが，血液ガス検査にて pH 7.47，PaO_2 67 mmHg，$PaCO_2$ 39 mmHg と酸素化不良のため，非侵襲的陽圧換気療法（NPPV）開始．止血剤・血小板投与後よりドレーンからの排液量は徐々に減少傾向にあり，性状は血性から淡血性に移行している．

循　環：強心薬・降圧薬投与なし，収縮期血圧 100～120 mmHg，心拍数 90～110 bpm（洞調律）で推移．

尿　量：40～50 mL/h，ICU入室後から第2病日（朝）までの総水分バランス ＋3,254 mL．

呼　吸：NPPV設定 CPAPモード，8 cmH_2O，FiO_2 0.5，
　　　　一回換気量 500 mL前後，呼吸回数 20回/min前後，SpO_2 94～95 ％

血液ガス：pH 7.46，PaO_2 108 mmHg（P/F比 216），$PaCO_2$ 42 mmHg，
　　　　　乳酸値 1.5 mmol/L，BE（base excess）3.4 mmol/L

ドレーン：心囊・胸骨下・人工血管周囲にドレーン留置，0～10 mL/h程度で性状は淡血性．

術後（第2病日）画像所見：
・ポータブル胸部X線画像（図2：A→P臥位）

血液生化学検査：表1参照

表1　入院時と術後第2病日の血液生化学検査所見

	入院時	術後2日
WBC（/μL）	165,000	111,000
RBC（×10^6/μL）	4.72	2.97
Hb（g/dL）	14.5	9.1
HcT（％）	44.6	27.0
CK（U/L）	145	363
CK-MB（U/L）	7	12
GOT（U/L）	31	38
GPT（U/L）	38	30
γ-GTP（U/L）	38	24
Cr（mg/dL）	0.86	1.63
BUN（mg/dL）	15.2	46.8
eGFR（mL/min）	68.5	34.0
hsCRP（mg/dL）	1.25	12.72

hsCRP：高感度CRP

2）この段階での考察は？

1 思考プロセス

◆ 離床を支持する所見・否定する所見 ①事前情報から

考察（考慮すべき順）	離床を支持する所見	離床を否定する所見
❶ Malperfusionの可能性は？	◎ CK-MB 正常範囲	× 腎機能悪化（Cre，BUN高値） × 尿量減少（≦1 mL/kg/h）
❷ 術後循環動態のコントロールは良好？	◎ 強心薬非投与下で血圧100〜120 mmHg，心拍数90〜110 bpm（洞調律）で推移 ◎ 代謝性アシドーシスなし（乳酸値・BE）	× CTR拡大 × 横隔膜・下行大動脈のラインが不明瞭化 × 肋骨横隔膜角が鈍化 × 肺うっ血あり × 腎機能悪化（Cre，BUN高値） × 尿量減少（≦1 mL/kg/h）
❸ 酸素化は適切に保たれている？	◎ 呼吸器疾患の既往歴なし ◎ 人工呼吸器離脱 ◎ NPPV（CPAP，8 cmH$_2$O，F$_I$O$_2$ 0.5）で呼吸管理中 ◎ 呼吸回数20回/min	× CTR拡大 × 横隔膜・下行大動脈のラインが不明瞭化 × 肋骨横隔膜角が鈍化 × 肺うっ血あり × PaO$_2$ 108 mmHg（P/F比216）
❹ 出血のコントロールはできている？	◎ ドレーン排液量は減少傾向・淡血化性	× 術中出血量が多い × Hb・HcT低値
❺ デバイスは離床可能な状況？	◎ NPPV（CPAP，8 cmH$_2$O，F$_I$O$_2$ 0.5）で呼吸管理中	−

◆ 思考プロセス ①事前情報からの考察

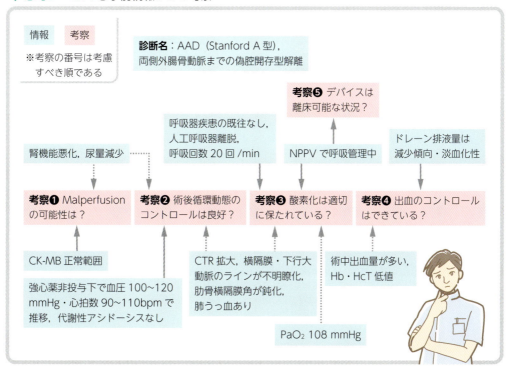

第2章−3．急性大動脈解離術後

2 Check Point

Q1: AADのタイプによる病態およびリスクの違いは？

- AADは，偽腔内に血流が残存する**偽腔開存型**，偽腔内が血栓化して血流を認めない**偽腔閉塞型**，および潰瘍様突出像（ULP）を有する**ULP型**に分類される．
- 偽腔開存型は，偽腔閉塞型に比べ解離の進展や大動脈径の拡大を生じやすく，不安定な病態と位置づけられており，より厳格な病態管理とリハビリ進行が必要となる[2, 3]．
- ULPを有する症例におけるリスクの位置づけは，偽腔開存型と同等である[2, 4]．

Q2: 第2病日のポータブル胸部X線画像（図2）からわかることは何か？

- 正常では確認できるはずの両側の横隔膜，および下行大動脈のラインが不明瞭となっている．心大血管術後にしばしば認められる所見であり，胸水貯留や無気肺が疑われるが，背臥位でのポータブルX線画像のみで判断することは困難である[5]．肋骨横隔膜角の鈍化も，胸水貯留が疑われる所見である．

Q3: 本症例における腎機能低下をどう捉えるか？

- 心大血管手術では，周術期におけるさまざまな因子の影響を受け，術前腎機能障害がない症例でも一過性の腎機能障害を生じやすい[6, 7]．一方で，本症例は偽腔開存型の解離を呈しており，解離の進展による腎機能障害進行の可能性も否定できない．
- 原疾患の増悪を疑う所見には常に留意しながら，継続的に血液生化学検査や尿量の推移を確認していく必要がある．

Q4: ICUチャートはどう読むか？（表2）

- 循環・呼吸・水分バランス・出血などの評価項目の推移について確認する．術後急性期においては，患者の状態や治療内容は刻々と変化しており，ICUチャートからの情報収集に際しては，その「時点」での情報だけではなく，術後からの「経過」を読みとることを忘れてはならない．

表2 ICUチャートからの評価項目

評価項目	所見
循環	・補助循環から離脱できているか ・強心薬は減少できているか ・血圧，心拍数，リズムは安定化傾向か ・低心拍出による代謝性アシドーシスへの移行 　（BE低下，乳酸値上昇）はないか，など
呼吸	・人工呼吸器から離脱できているか ・酸素投与量は減量できているか ・血液ガス，SpO_2は安定化傾向か，など
水分バランス	・尿量は十分に得られているか（≧ 1 mL/kg/h） ・水分は増加傾向（Inバランス）か減少傾向（Outバランス）か，など
出血	・出血傾向はないか 　▶ドレーン排液は血性ではないか 　▶淡血性や淡々血性に移行しているか ・排液量の増加はないか，など

Q5：臓器灌流障害（malperfusion）とは？

- AADでは，解離する血管の部位や範囲によっては分枝に解離がおよび，灌流する臓器に虚血による障害が生じる場合がある．これを臓器灌流障害（malperfusion）とよび，発生率は約3割程度とされている[8, 9]．
- 主な合併症としては，心筋梗塞〔CK-MB上昇，胸背部痛，心電図（ST-T）変化〕，脳梗塞（意識障害・片麻痺など），脊髄梗塞（対麻痺），腸管虚血（消化器症状：腹痛・嘔気・嘔吐・下血など），腎機能障害（乏尿），上下肢虚血（当該肢の脈拍消失，痛み，運動・感覚障害）などがあり，AAD type A術後のリハビリ開始前には，必ず合併の有無について確認が必要である．

2 主観的評価（術後第2病日）

1）主観的評価の計画とその理由

- 問診により患者の意識レベル，および痛みの強さや部位を確認する．また，ドレーンからの排液量や性状を確認する．
- 意識レベルは，脳血管障害発生の有無の確認や，どの程度までリハビリを進めるかを判断するための，重要な指標となる．また，開胸術後は術創部やドレーン挿入部に痛みを生じやすく，離床の阻害要因となる．痛みが強い場合は，鎮痛薬による疼痛コントロールについて検討する必要がある．
- ドレーンからの排液量が増加傾向にある場合や，血性排液の持続，淡血性や淡々血性化した排液が再び血性化した場合などは，出血のコントロールができていない可能性があるため，離床は避けるべきである．

2）問診

PT　○○さん，目は開きますか？ 私の目を見ていてください．
患者　（患者はマスク装着中，開眼し10秒以上アイコンタクトが可能だが，意識はややはっきりとしていない様子）
PT　私の手を握れますか？
患者　（握る）
PT　握った手を離せますか？
患者　（離す）
PT　息苦しさはありますか？
患者　ちょっと．
PT　どこか痛い場所はありますか？
患者　（胸の術創部を触る）ここです．
PT　手術をした場所ですね．胸の傷の痛みは，我慢できない痛みを10点とすると，今は何点くらいですか？

患者	2か3くらい.	
PT	胸の傷以外に，痛みや苦しさを感じる場所はありますか？ 胸や背中の"苦しさ"はどうでしょうか？	
患者	(首を横に振る)	
PT	お腹や手足の痛みはありますか？	
患者	(首を横に振る)	
PT	吐き気はありますか？	
患者	(首を横に振る)	
PT	(患者の四肢を順に触りながら) 私が触っている感覚はわかりますか？	
患者	はい.	

> **症例 ②主観的評価から得た情報**
>
> **意識レベル**：鎮静薬非使用．GCS E3 V5 M6（表3，傾眠状態）
> **疼　痛**：鎮痛薬投与中．NRS（Numeric rating scale）2〜3（軽度の術創部痛あり），その他の部位に痛みなし．
>
> **表3　GCSスケール**
>
> | 点数 | 開眼の有無（E） | 言語・発語機能（V） | 最良運動機能（M） |
> |---|---|---|---|
> | 6 | – | – | 命令に応じる |
> | 5 | – | 見当識あり | 痛みの部位を認識する |
> | 4 | 自発的に開眼 | 混乱した会話 | 痛み刺激から逃避する |
> | 3 | 呼びかけにより開眼 | 不適切な発語 | 痛み刺激に対して屈曲運動を示す |
> | 2 | 痛み刺激により開眼 | 理解不明の音声 | 痛み刺激に対して伸展運動を示す |
> | 1 | 痛み刺激でも開眼しない | 発語なし | 痛み刺激に対して反応なし |

> **症例 ③追加情報**
>
> **ドレーン**：排液量減少傾向・淡血性化．

3) この段階での仮説は？

1 思考プロセス

◆ 離床を支持する所見・否定する所見 ②主観的評価から　※青字は新たな所見

考察（考慮すべき順）	離床を支持する所見	離床を否定する所見
絞り込み！ ❶ Malperfusionの可能性は？	◎ CK-MB正常範囲 ◎ GCS E3 V5 M6 ◎ 従命可能 ◎ 胸背部痛なし ◎ 四肢疼痛なし ◎ 腹痛・嘔気・嘔吐なし	× 腎機能悪化（Cre，BUN高値） × 尿量減少（≦1 mL/kg/h）

(次ページに続く)

(続き)

考察（考慮すべき順）	離床を支持する所見	離床を否定する所見
❷ 術後循環動態のコントロールは良好？	◎ 強心薬非投与下で血圧 100〜120 mmHg，心拍数 90〜110 bpm（洞調律）で推移 ◎ 代謝性アシドーシスなし（乳酸値，BE）	× CTR 拡大 × 横隔膜・下行大動脈のラインが不明瞭化 × 肋骨横隔膜角が鈍化 × 肺うっ血あり × 腎機能悪化（Cre，BUN 高値） × 尿量減少（≦ 1 mL/kg/h）
❸ 酸素化は適切に保たれている？	◎ 呼吸器疾患の既往歴なし ◎ 人工呼吸器離脱 ◎ NPPV（CPAP，8 cmH₂O，F$_I$O$_2$ 0.5）で呼吸管理中 ◎ 呼吸回数 20 回 /min	× CTR 拡大 × 横隔膜・下行大動脈のラインが不明瞭化 × 肋骨横隔膜角が鈍化 × 肺うっ血あり × PaO$_2$ 108 mmHg(P/F 比 216)
❹ 出血のコントロールは良好？	◎ ドレーン排液量は減少傾向・淡血化性	× 術中出血量が多い × Hb・HcT 低値
❺ デバイスは離床可能な状況？	◎ NPPV（CPAP，8 cmH₂O，F$_I$O$_2$ 0.5）にて呼吸管理中	—
NEW ❻ 疼痛コントロールは良好？	◎ NRS 2〜3（術創部痛軽度） ◎ その他の部位に痛みなし	—

◆ 思考プロセス ②主観的評価からの考察

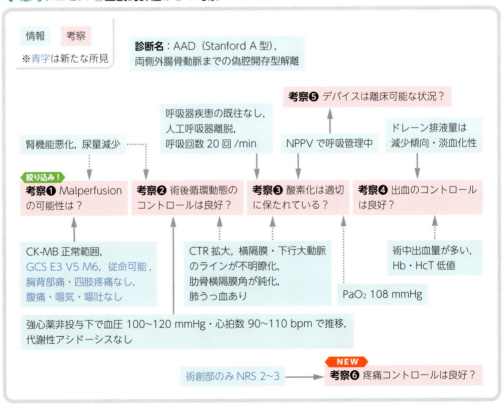

第 2 章－3. 急性大動脈解離術後

2 Check Point

Q1：疼痛評価の結果をどう解釈するか？

- NRSは，最大の痛み（10点）に対する現在の痛みの強さを評価する指標であり，本症例のように痛みの強さを自己申告可能な場合に使用される．ガイドライン上では，NRS4点以上で痛みが存在すると判断し，何らかの介入が必要とされているが[10]，本症例はそれ以下で推移しており，痛みは軽度と推察される．

Q2：人工呼吸器（NPPVを含む）装着中の離床は可能か？

- 人工呼吸器管理中であっても，FiO_2やPEEPなどの設定が一定条件下であり，呼吸状態が安定していれば，離床は禁忌とはならない[11]．本症例は従命が可能であるほか，CPAPによる自発呼吸モード下でも呼吸回数は安定し，FiO_2やPEEPの設定値も高値ではないことから，離床は可能と考えられる．
- 実施の際は，厳密なバイタルサインの確認を行うとともに，人工呼吸器回路の外れや，ライン類の抜去等には十分な注意が必要である．

3 身体的評価（術後第2病日）

1）身体的評価項目とその解釈（初診時）

	評価項目	目的	結果	解釈
1	視診	・浮腫の確認 ・頸静脈怒張の有無を確認	・両上下肢に浮腫あり ・頸静脈怒張なし	・末梢の皮下組織における水分貯留 ・右心不全の徴候なし
2	触診	・末梢循環不全の有無を確認 ・浮腫の確認 ・呼吸補助筋活動の確認	・上下肢動脈触知可 ・末梢冷感，湿潤なし ・両上下肢に浮腫あり ・呼吸補助筋活動なし	・末梢循環不全なし ・末梢の皮下組織における水分貯留 ・努力呼吸なし
3	バイタルサイン	血圧，心拍数，心電図の確認	・血圧 右上肢 110/72 mmHg，左上肢 112/70 mmHg ・心拍数 90（洞調律） ・心電図（ST-T）変化なし	血圧・心拍数コントロール不良なし，心電図異常なし
4	呼吸運動	・呼吸パターンの確認 ・呼吸補助筋活動の確認 ・呼吸回数の確認	・上部胸式呼吸パターン ・奇異呼吸なし ・呼吸補助筋活動なし ・呼吸回数23回/min	努力呼吸なし
5	呼吸音	・換気の状態の確認 ・気道内分泌物の存在を確認	・両側上下葉区（S6），外側肺底区（S9），後肺底区（S10）領域にて肺胞呼吸音減弱，左右差なし ・両側S9，S10領域で水泡音聴取	・下側肺の換気不全 ・下側肺に気道内分泌物貯留あり
6	心音	過剰心音（Ⅲ音，Ⅳ音）の有無を確認	過剰心音なし	左心不全の徴候なし
7	四肢運動・感覚機能	・運動麻痺の有無を確認 ・感覚障害の有無を確認	・両側上下肢筋力（MMT）3〜4レベル ・四肢感覚障害なし	運動麻痺・感覚障害なし

2）思考プロセス

1 思考プロセス

◆ 離床を支持する所見・否定する所見 ③身体的評価後

考察（考慮すべき順）	離床を支持する所見	離床を否定する所見
❶ Malperfusionの可能性は？		
ⓐ 心筋梗塞はない？	◎ CK-MB上昇なし ◎ 胸背部痛なし ◎ 心電図（ST-T）変化なし	－
ⓑ 脳梗塞はない？	◎ GCS E3 V5 M6 ◎ 従命可能 ◎ 四肢運動障害なし・感覚障害なし	－
ⓒ 脊髄梗塞はない？	◎ 対麻痺なし	－
ⓓ 腸管虚血はない？	◎ 消化器症状（腹痛・嘔気・嘔吐・下血）なし	－
ⓔ 腎機能障害はない？	－	× 腎機能悪化（Cre，BUN高値） × 尿量減少（≦1 mL/kg/h）
ⓕ 上下肢虚血はない？	◎ 四肢脈拍消失なし ◎ 四肢冷感・疼痛なし ◎ 四肢運動・感覚障害なし	－
絞り込み！ ❷ 術後循環動態のコントロールは良好？	◎ 強心薬非投与下で血圧110/72 mmHg，心拍数90 bpm（洞調律） ◎ 代謝性アシドーシスなし（乳酸値，BE） ◎ 末梢冷感・湿潤なし ◎ 頸静脈怒張なし ◎ 過剰心音（Ⅲ音，Ⅳ音）なし	× CTR拡大 × 横隔膜・下行大動脈のラインが不明瞭化 × 肋骨横隔膜角が鈍化 × 肺うっ血あり × 腎機能悪化（Cre，BUN高値） × 尿量減少（≦1 mL/kg/h）
絞り込み！ ❸ 酸素化は適切に保たれている？	◎ 人工呼吸器離脱 ◎ NPPV（CPAP，8 cmH$_2$O，FiO$_2$ 0.5）にて呼吸管理中 ◎ 呼吸回数23回/min ◎ 呼吸補助筋活動なし ◎ 奇異呼吸なし	× CTR拡大 × 横隔膜・下行大動脈のラインが不明瞭化 × 肋骨横隔膜角が鈍化 × 肺うっ血あり × PaO$_2$ 108 mmHg(P/F比 216)
❹ 出血のコントロールは良好？	◎ ドレーン排液量は減少傾向・淡血化性	× 術中出血量が多い × Hb・HcT低値
❺ デバイスは離床可能な状況？	◎ NPPV（CPAP，8 cmH$_2$O，FiO$_2$ 0.5）にて呼吸管理中	－
❻ 疼痛コントロールは良好？	◎ NRS 2～3（術創部痛軽度） ◎ その他の部位に痛みなし	－

◆ 思考プロセス ③身体的評価後の考察

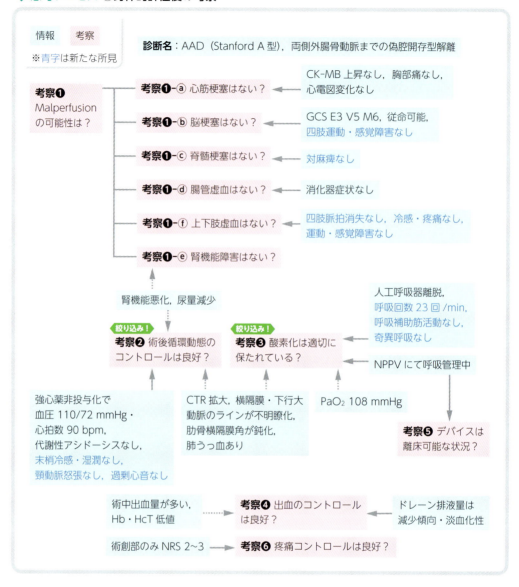

2 Check Point

Q1：malperfusion は否定できるか？

- 本症例の事前情報・主観的情報・身体的評価から，malperfusion による心筋梗塞，脳梗塞，脊髄梗塞，腸管虚血，上下肢虚血についてはほぼ否定的と考えられる．
- 腎機能については血液生化学検査（Cr，BUN）の悪化と尿量減少を認めており，malperfusion を完全には否定できない．引き続き経過を確認する必要がある．

Q2:本症例における術後酸素化障害の原因は何か？

- 本症例のような侵襲の大きい手術では，周術期における**輸液負荷**により血管内水分が増加してうっ血が生じるほか，**全身性の炎症**により血管透過性が亢進し，血管内の水分が血管外の間質や胸腔内などに漏出しやすい[6,7]．
- うっ血や胸水は，重力の影響で下側肺領域に貯留することにより，同部位の肺コンプライアンスが低下する．本症例では，主に下側肺領域の肺胞の拡張不全（圧迫性無気肺）によりシャント血流が生じ，酸素化障害が発生していると推察される．

Q3:本症例における，酸素化障害改善以外のリハビリの目的は何か？

- 重症疾患により長期集中治療管理となる症例では，不動による廃用性筋萎縮に加え，ICU獲得性筋力低下（ICU-AW）を生じやすい[12]．
- 心大血管術後患者におけるエビデンスは乏しいが，長期集中治療管理中の重症疾患患者に対する早期リハビリは，身体機能やADL改善に有効であることが報告されている[13,14]．

Q4:長期集中治療管理を要する「心大血管術後症例」におけるリハビリの実施基準は？

- これらの症例を対象としたリハビリ開始および中止基準に関する報告はきわめて少なく，長期人工呼吸器管理を要する重症疾患患者に対するリハビリ実施基準[9]などを参考に，多職種と協働しながら，症例ごとのプログラムを実施しているのが現状である．

4 初回の治療（術後第2病日）

- 水分貯留による酸素化障害では，肺胞の拡張を維持することが重要である．30〜45度のベッドアップは，機能的残気量（FRC）を増加し，呼吸器合併症の予防に重要な体位とされている[15]ことから，ベッド上での基本姿勢とする．
- 初回の治療では，①下側肺の換気促進，②気道クリアランス，③下肢筋力強化，④座位耐久性向上を主目的としたトレーニングを実施する．主治医の判断にもよるが，偽腔開存型AADでは，安静時収縮期血圧130 mmHg，運動時収縮期血圧140 mmHgを上限とし[3]，バイタルサインを確認しながら，段階的に姿勢変化と身体活動量増加を図っていく．

1）初回の治療項目

	治療項目	目的
1	ベッドアップ（30〜45度）	・換気促進 ・同肢位での呼吸循環動態・自覚症状の確認 　→端座位実施の可否の評価
2	ベッド上での下肢自動運動・抵抗運動〔足関節底背屈運動（図3），ボールによる抵抗を利用した下肢全体の伸展運動（図4）〕	・下肢筋力維持，強化 ・下肢筋ポンプ作用による静脈灌流増加 　→端座位での血圧低下予防
3	咳嗽介助（図5）	気道内分泌物の除去
4	端座位（図6）	・換気促進 ・座位保持能力，耐久性の向上

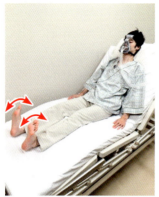

図3 ベッドアップでの
　　　足関節底背屈運動

足関節を可動域全般にわたり大きく動かすよう指示する．PTが徒手的に抵抗を加えてもよい．

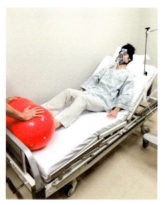

図4 ベッドアップでのボールを使った筋力強化
　　　運動

足底の下に弾性ボールを置き，両下肢でボールを蹴る．蹴る際に呼吸を止めないよう指示する．PTは徒手的に抵抗の強さを調整する．

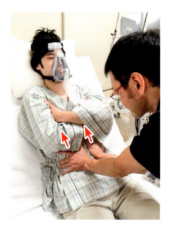

図5 咳嗽介助

患者に両上肢で胸郭を固定してもらい，咳嗽のタイミングに合わせて胸郭内上方に圧迫を加える．

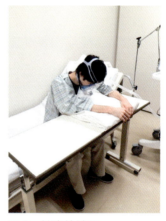

図6 端座位練習

端座位への姿勢変化の際，NPPVの回路が外れないよう十分注意する．意識レベルが清明で，安定した端座位保持が可能な症例ではテーブルは使用しなくてもよい．バイタルサインや自覚症状を確認しながら，実施時間を調整する．

2）初回の治療後の再評価と解釈

- 端座位は約15分で疲労感の訴えにより終了とした．
- 終了時再評価
  - ⓐ循環：血圧 124/70 mmHg，心拍数 98 bpm（洞調律），末梢冷感・湿潤増強なし．
  - ⓑ呼吸：SpO_2 96～97％，一回換気量 600～700 mL，呼吸回数 20～25回/min．ベッド上安静時に比べ，下側肺の肺胞呼吸音は改善．水泡音は変わらず．リハビリ中，咳嗽介助にて喀痰を認める．
    血液ガス検査上，pH 7.48，PaO_2 134 mmHg（P/F比 268），$PaCO_2$ 38 mmHg．
- 解釈
  - ▶ 傾眠状態にあるため，端座位はテーブルにもたれながら実施した．端座位終了の時点で，一回換気量増加，下側肺の肺胞呼吸音改善，およびPaO_2上昇を認めた．

▶ これらの所見から，NPPVを併用しながらベッドアップや端座位への姿勢変化を行ったことにより，同部位の肺胞換気が促進され，酸素化改善につながったことが推察される．
▶ 著明な血圧上昇も認めなかったことから，血圧コントロール状況も良好と考えられる．

3）次回治療時の状態の予測

- 血管外に貯留した水分は，術後48〜72時間程度で血管内に移行するとされている（refilling）．腎機能が正常であれば，refillingによる循環血液量の増加により尿量が増加する．これによりうっ血や胸水が軽減し，酸素化改善が促進される可能性がある．
- 逆に腎機能が増悪した場合は尿量が増加せず，うっ血の増強や肺水腫などにより，酸素化が増悪する可能性がある．
- 総水分バランスの推移に留意し，酸素化の増悪がなければ離床を進め，酸素化および身体機能改善の促進を図る．

5 翌日の治療（術後第3病日）

1）治療前の再評価

- 初回治療後の経過について，再度ICUチャートを確認する．
- 酸素化の推移については，画像所見や血液生化学検査データの数値のみではなく，NPPVの設定や酸素投与量の変更についてもあわせて確認する必要がある．

> **症例** ④ICUチャートからの情報の整理（初回治療後〜2回目の治療前まで）
> ・初回治療後も，NPPV管理のもと，30〜45度程度のベッドアップを安静時体位として継続．
> ・第3病日朝の血液ガス検査では酸素化改善傾向のため，NPPVより酸素マスク（6 L/min）に変更．血圧が上昇傾向であり，降圧薬の点滴投与が開始されている．

2）問診

PT　○○さん，おはようございます．
患者　（患者はマスクを装着中，すでに開眼している）おはようございます．
PT　私の手を握れますか？
患者　（握る）
PT　握った手を離せますか？
患者　（離す）
PT　息苦しさはありますか？
患者　マスクをつけていると感じないです．
PT　どこか痛い場所はありますか？
患者　ちょっと胸の傷が痛いですけど，昨日よりも楽です．
PT　我慢できない痛みを10点とすると，今は何点くらいですか？

患者 1か2くらいです．

PT 胸の傷以外に，痛みや苦しさを感じる場所はありますか？ 特に胸や背中，お腹，手足はどうですか？

患者 ないです．

PT 吐き気はありますか？

患者 ないです．

PT （患者の四肢を順に触りながら）私が触っている感覚はわかりますか？

患者 わかります．

症例 ⑤翌日の主観的評価から得た情報

意識レベル：GCS E4 V5 M6（清明）

疼 痛：鎮痛薬投与中．NRS 1～2（軽度の術創部痛あり），その他の部位に痛みなし．

症例 ⑥追加情報

循 環：降圧薬投与下，血圧 116/70 mmHg，心拍数 91 bpm（洞調律）．

尿 量：90～180 mL/h，第2病日朝から第3病日朝までの総水分バランス －1,493 mL/日．

呼 吸：酸素マスク（6L/min）使用，SpO_2 97％，呼吸回数 22回/min．

ドレーン：心嚢・胸骨下・人工血管周囲ドレーン留置，0～5 mL/程度，性状は淡々血性．

血液生化学検査：表4参照

血液ガス（NPPV終了前）：pH 7.45，PaO_2 157 mmHg（P/F比 314），$PaCO_2$ 38 mmHg，乳酸値 1.1 mmol/L，BE 2.8 mmol/L

ポータブル胸部X線画像：図7参照

表4 術後第3病日の血液生化学検査所見

WBC（/μL）	98,000
RBC（×10^6/μL）	3.52
Hb（g/dL）	10.8
HcT（％）	32.9
CK（U/L）	265
GOT（U/L）	39
GPT（U/L）	31
γ-GTP（U/L）	26
Cr（mg/dL）	0.88
BUN（mg/dL）	25.5
eGFR（mL/min）	66.8
hsCRP（mg/dL）	10.47

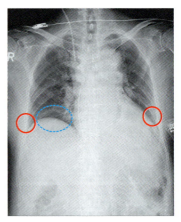

図7 術後第3病日，胸部X線画像
心胸郭比（CTR）：57％，肺うっ血軽減．
○：肋骨横隔膜角が改善．
◌：横隔膜のラインが明瞭化．

3) 再評価項目とその解釈

	評価項目	目的	結果	解釈
1	視診	・浮腫の確認 ・頸静脈怒張の有無を確認	・両上下肢浮腫が軽減 ・頸静脈怒張なし	・末梢の皮下組織の水分減少 ・右心不全の徴候なし
2	触診	・末梢循環不全の有無を確認 ・浮腫の確認 ・呼吸補助筋活動の確認	・上下肢動脈触知可 ・末梢冷感,湿潤なし ・両上下肢浮腫が軽減 ・呼吸補助筋活動なし	・末梢循環不全なし ・末梢の皮下組織の水分減少 ・努力呼吸なし
3	バイタルサイン	血圧,心拍数,心電図の確認	・血圧 116/70 mmHg,心拍数 91（洞調律） ・心電図（ST-T）変化なし	血圧・心拍数コントロール問題なし,心電図異常なし
4	呼吸運動	・呼吸パターンの確認 ・呼吸補助筋活動の確認 ・呼吸回数の確認	・上部胸式呼吸パターン ・奇異呼吸なし ・呼吸補助筋活動なし ・呼吸回数22回/min	努力呼吸なし
5	呼吸音	・換気の状態を確認 ・気道内分泌物の存在を確認	・両側S6,S9,S10領域の肺胞呼吸音の減弱は残存するが,前日より改善,左右差あり ・水泡音は残存するが,前日より軽減	・下側肺の換気不全は残存しているが改善傾向 ・下側肺の気道内分泌物貯留は残存しているが減少傾向
6	心音	過剰心音（Ⅲ音,Ⅳ音）の有無を確認	過剰心音なし	左心不全の徴候なし
7	四肢運動機能	四肢筋力の確認	両側上下肢MMT 4レベル	四肢筋力低下あり

4) 思考プロセス

Q1: 酸素化障害改善の機序は？

- 増加傾向（Inバランス）であった総水分バランスが,尿量の増加により,術後第2〜3病日で減少傾向（outバランス）となっている.術後第3病日のポータブル胸部X線画像では,心拡大とうっ血の軽減,右横隔膜のラインの明瞭化,および肋骨横隔膜角の改善が認められる.これらの所見から,うっ血や胸水の減少,ならびにベッドアップの継続などの影響により,下側肺の換気が改善したことが推察される.
- なお,血液生化学検査（Cr,BUN）の結果より,腎機能は改善を認めていることから,尿量増加に寄与したことが推察される.本所見は同時に,腎臓におけるmalperfusionを否定する所見である.

Q2: 今後のリハビリテーションの方向性は？

- 酸素化は改善傾向にあるが,依然として下側肺の換気不全が残存し,酸素マスクを必要とする状況であることから,引き続き酸素化改善を促進することが必要である.
- 離床に伴う身体活動量の増加により,末梢組織の酸素需要が増大し,換気の促進効果が期待できる[16].また,身体機能改善を促進するためにも,積極的に離床を進めることが望ましい.

5）2回目の治療とその目的

	治療項目	目的
1	ベッドアップ（30〜45度）	・換気促進 ・同肢位での呼吸循環動態，自覚症状の確認 　→端座位実施の可否の評価
2	ベッド上での下肢自動運動・抵抗運動〔足関節底背屈運動（図3），ボールによる抵抗を利用した下肢全体の伸展運動（図4）〕	・下肢筋力維持，強化 ・下肢筋ポンプ作用による静脈灌流増加 　→端座位での血圧低下予防
3	アクティブサイクル呼吸法（図8）	気道内分泌物の除去
4	端座位での膝関節伸展抵抗運動（図9）	・換気促進 ・下肢筋力維持，強化 ・端座位での運動負荷に対する呼吸循環動態，自覚症状の確認→立位実施の可否の評価
5	立位（立ち上がり→立位保持→足踏み，つま先立ち）（図10）	・換気促進 ・下肢筋力維持，強化 ・立位保持能力，耐久性の向上 ・立位での運動負荷に対する呼吸循環動態，自覚症状の確認→歩行実施の可否の評価

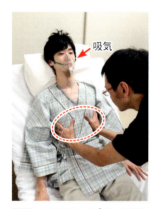

図8　アクティブサイクル呼吸法（胸郭拡張）
PTは患者の下部胸郭に手を当てる．ゆっくりとした吸気後，2〜3秒保持する．PTが手を当てた部分の拡張を意識して吸気を行うとよい．

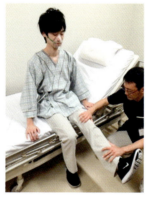

図9　端座位での膝伸展抵抗運動
下肢筋力維持・強化のほか，端座位での運動負荷に対する，呼吸循環動態や自覚症状の評価も目的とする．5〜10回/1セットとし，負荷量やセット数は身体機能や呼吸循環動態，自覚症状に応じて調整する．

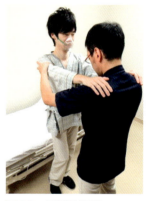

図10　足踏み運動
PTの身体や手すりなどに掴まって行う．10歩程度から開始し，歩数やセット数は身体機能や呼吸循環動態，自覚症状に応じて調整する．

おわりに

- AAD type A 術後に酸素化障害を認めた症例における，術後離床のクリニカルリーズニングの方法について解説した．AAD type A は緊急かつ高侵襲の手術を必要とする病態であり，malperfusion や酸素化障害などの合併症の発生率が高く，術後の呼吸循環動態が不安定であることが多い．
- 術後の離床開始前には，合併症の発生状況を確認するとともに，カルテやICUチャートか

らの情報収集・問診・身体的評価により，患者の状態を適切に把握することが重要である．そのうえで，離床を行うリスクよりもベネフィットの方が大きいと判断される場合には，身体活動に伴う呼吸循環動態や自覚症状の変化を確認するとともに，介入ごとの効果を適切に評価しながら，プログラムの内容を微調整していくことが必要である．

文献

1) Hagan PG, et al：The International Registry of Acute Aortic Dissection (IRAD)：new insights into an old disease. JAMA, 283：897-903, 2000
2) 「大動脈瘤・大動脈解離診療ガイドライン（2011年改訂版）」（合同研究班参加学会／編），2010
3) 「心血管疾患におけるリハビリテーションに関するガイドライン（2012年改訂版）」（合同研究班参加学会／編），2011
4) Kitai T, et al：Impact of new development of ulcer-like projection on clinical outcomes in patients with type B aortic dissection with closed and thrombosed false lumen. Circulation, 122：S74-S80, 2010
5) 「レジデントノート増刊 救急で冴える！胸部画像の読影力」（船曵知弘／編），羊土社，2012
6) 水分管理と腎・代謝障害．「心臓手術の周術期管理」（Bojar RM／著，天野 篤／監訳），431-469, MEDSi, 2008
7) 窪田 博, 遠藤英仁：手術直後の管理「大動脈外科の要点と盲点」（高本眞一／編），文光堂，2007
8) Fann JI, et al：Treatment of patients with aortic dissection presenting with peripheral vascular complications. Ann Surg, 212：705-713, 1990
9) Geirsson A, et al：Significance of malperfusion syndromes prior to contemporary surgical repair for acute type A dissection: outcomes and need for additional revascularizations. Eur J Cardiothorac Surg, 32：255-262, 2007
10) 日本集中治療医学会J-PADガイドライン作成委員会：日本版・集中治療室における成人重症患者に対する痛み・不穏・せん妄管理のための臨床ガイドライン．日集中医誌，21：539-579, 2014
11) Hodgson CL, et al：Expert consensus and recommendations on safety criteria for active mobilization of mechanically ventilated critically ill adults. Crit Care, 18：658, 2014
12) Kress JP & Hall JB：ICU-acquired weakness and recovery from critical illness. N Eng J Med, 370：1626-1635, 2014
13) Burtin C, et al：Early exercise in critically ill patients enhances short-term functional recovery. Crit Care Med, 37：2499-2505, 2009
14) Schweickert WD, et al：Early physical and occupational therapy in mechanically ventilated, critically ill patients: a randomised controlled trial. Lancet, 373：1874 1882, 2009
15) 高橋哲也，丸川征四郎：体位管理の新しい潮流：看護技術，9：17-21, 2002
16) 高橋哲也：早期理学療法－呼吸循環系のリスクと効果．理学療法学，29：309-313, 2002

第3章

呼吸器疾患の
クリニカルリーズニング

1．急性呼吸不全
2．慢性呼吸不全
3．間質性肺炎

第3章 呼吸器疾患のクリニカルリーズニング

1. 急性呼吸不全

人工呼吸器管理中であるが，離床できるか？

渡邉陽介

急性期リハビリテーションにおいて，人工呼吸器装着患者をはじめとする集中治療室（ICU）管理患者に対するearly mobilizationは近年のトピックスであり，その重要性は高まっている．しかしながら，現状としてさまざまな臓器障害を呈する病態を把握し治療計画を立案する思考プロセスを経験する機会は少ない．本稿では，ICUにおける人工呼吸器装着患者に対する早期離床実施の思考プロセスに関して提示していく．

1 事前の情報整理

1）入手した情報は？

- 症例に介入する前に医師や他部門から得られた情報や，診療録から得られた血液生化学検査値，画像所見等の情報を整理する．

症例 ①医師からの情報

診断名：肺炎，敗血症性ショック，急性腎障害
年 齢：70歳　　**性 別**：男性
現病歴：高度の発熱と著しい呼吸困難にて救急搬送，気管挿管，人工呼吸器管理となりICU入室となった．入院後の治療経過は良好であり，第3病日の時点で理学療法が処方された．なお，昇圧薬は徐々に漸減し低用量で管理可能となり，介入時には日中は鎮静管理を中断し，自発覚醒トライアルを開始する段階であった．
画像所見：図1参照
血液生化学検査所見：表1参照
呼吸器設定：自発呼吸モード，pressure support（PS）12 cmH$_2$O, positive end expiratory pressure（PEEP）8 cmH$_2$O, FIO$_2$ 0.5
その他デバイス：持続的腎代替療法（CRRT）[※1]

※1 持続的腎代替療法（CRRT）
破綻した腎機能（体液量調整，有害物質除去，電解質補正）を代替する治療法．一般的な血液透析と異なり時間をかけて緩徐に実施することから循環への影響が少ないため，集中治療領域で汎用される．

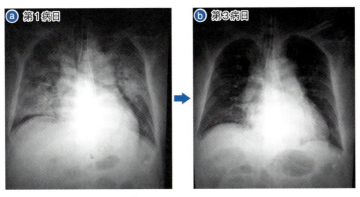

図1 症例の胸部X線画像
第1病日では両下葉に肺炎による浸潤影を認めるが，第3病日では改善傾向にある．

表1 血液生化学検査所見

		第1病日	第3病日
WBC（/μL）		188,000	96,000
CRP（mg/dL）		24.6	13.2
プロカルシトニン（ng/mL）		7.8	2.1
乳酸（mmol/L）		5.8	1.4
Cr（mg/dL）		3.25	2.75
BUN（mg/dL）		80.4	70.1
動脈血液ガス	pH	7.312	7.364
	PaO_2（mmHg）	75.0	88.0
	P/F比	107.1	176.0
	$PaCO_2$（mmHg）	32.4	30.1
	HCO_3^-（mEq/L）	17.2	19.0
	BE（mEq/L）	－8.8	－5.4

炎症所見，プロカルシトニン，乳酸値，腎機能など第1病日で異常高値を認めたが，第3病日では改善傾向にある．同様に，動脈血液ガスにて代謝性アシドーシスによるアシデミアや酸素化の指標であるP/F比も第3病日では改善傾向にある．

2) この段階での考察は？

- 現在得られている情報から患者の全身状態の推移を把握し，離床実施の可否を多角的にイメージしてみる．
- 離床を肯定する所見，否定する所見，不明な所見について考察していく．

1 思考プロセス

◆ 離床を支持する所見・否定する所見 ①事前情報から

考察（考慮すべき順）	離床を支持する所見	離床を否定する所見
❶ 原疾患（肺炎・敗血症性ショック・急性腎障害）は改善傾向にある？	◎ 炎症所見改善傾向 ◎ プロカルシトニン改善傾向 ◎ 画像所見上，浸潤影は改善傾向 ◎ 昇圧薬低用量で管理可能 ◎ CRRT 使用中 ◎ 自発呼吸モードで人工呼吸管理，PEEP ＜10 cmH$_2$O，F$_I$O$_2$＜0.6 で管理	－
❷ 循環動態，ショックのコントロールは良好？	◎ 乳酸値改善傾向 ◎ 昇圧薬低用量で管理可能	－
❸ 呼吸状態のコントロールは良好？	◎ 自発呼吸モードで人工呼吸管理，PEEP ＜10 cmH$_2$O，F$_I$O$_2$＜0.6 で管理 ◎ 動脈血液ガス改善傾向 ◎ 画像所見上，浸潤影は改善傾向	－
❹ 腎機能のコントロールは良好？	◎ Cr・BUN 改善傾向 ◎ CRRT 使用中	－
❺ デバイスは離床可能？	◎ 自発呼吸モードで人工呼吸管理，PEEP ＜10 cmH$_2$O，F$_I$O$_2$＜0.6 で管理 ◎ CRRT 使用中	－

◆ 思考プロセス ①事前情報からの考察

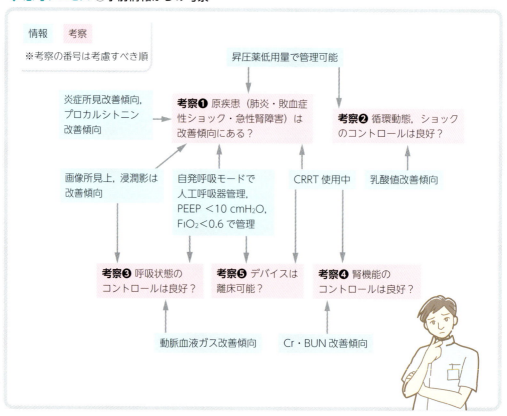

2 Check Point

Q1：血液生化学検査や画像所見等の情報収集のポイントは？
- ICU患者では，複数の致死的な病態が急速に進行していくことがあるため，問題点の漏れや抜けが生じないように，臓器別に情報収集を行うことが重要である．
- 急性期の病態において各検査値が正常値であることは少ないため，それらの経時的な推移を把握し，改善傾向の有無を判別することが必要である．
- 本症例では，第3病日までにWBCやCRPなどの炎症所見，敗血症の指標であるプロカルシトニン，循環不全を反映する乳酸値，腎機能障害を反映するCrやBUNに加え，動脈血液ガスのデータや画像所見もすべて改善傾向を認めていた．

Q2：人工呼吸器装着の有無は離床の制限因子にはならないのか？
- 人工呼吸器との同調性に問題がなく治療期からweaning期へ移行している段階であれば，安全性が確保されれば人工呼吸器装着の有無は離床の制限因子とはならない．
- 人工呼吸器装着中の早期離床実施の安全性に関しては，複数の先行研究において報告されている[1〜3]．

Q3：CRRTの有無は早期離床の制限因子にはならないのか？
- カテーテルの屈曲・閉塞に配慮すれば，CRRTの有無は早期離床の制限因子にはならない．
- 鼠径部から頸部へのカテーテル挿入部の変更や，CRRT回路交換のタイミングで離床を行う等の配慮を行うことで，より安全に実施可能となる．

2 主観的評価（第3病日）

1）主観的評価の計画とその理由

- 人工呼吸器装着患者では，問診を実施できる程度に十分な**覚醒**が得られているかを確認する必要があり，鎮静の評価としてRASS（**表2**）を用いることが一般的である[4]．

表2　鎮静の評価：RASS

+4	闘争的	明らかに闘争的であり，暴力的．スタッフへの危険が差し迫っている
+3	高度な不穏	チューブ，カテーテルを引っ張ったりする．またはスタッフに対して攻撃的な行動がみられる
+2	不穏	頻繁に目的のない動きがみられる．または，人工呼吸器との同調が困難
+1	落ち着きがない	不安やおそれが存在するが，動きは攻撃的であったり活発であったりはしない
0	清明／穏やか	
−1	傾眠	完全に清明ではないが，10秒を超えて覚醒し，声に対し目を合わせることができる
−2	浅い鎮静	短時間（10秒に満たない）覚醒し，声に対し目を合わせることができる
−3	中等度鎮静	声に対して何らかの動きがある（しかし目を合わせることができない）
−4	深い鎮静	声に対して動きは見られないが，身体刺激で動きがみられる
−5	覚醒せず	声，身体刺激で反応はみられない

- 人工呼吸器装着患者や高齢患者では**せん妄**を発症する頻度が非常に高い[5]．そのため，覚醒水準に加えCAM-ICU等を用いせん妄の有無を評価することが望ましい（**図2**）[6]．
- 人工呼吸器装着患者は発声ができず，問診のみで直接的に多くの情報を聴取することは困難な場合が多い．**痛み**や**苦痛**等の評価時には自己申告ができる場合にはNRSやVASを，自己申告ができない場合にはCPOTやBPSを用いて評価する（**表3**）[7]．
- 可能であれば本人のみならず家族に対しても問診を行い，入院前の日常生活や既往歴，活動制限の有無などを確認することが望ましい．

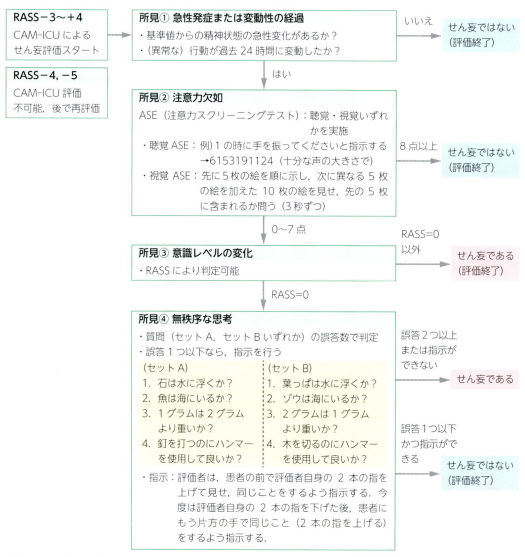

図2　せん妄の評価：CAM-ICU
文献8を参考に作成

表3 人工呼吸器患者の痛み評価ツール

評価ツール	自己申告の可否	特徴	治療介入の基準
NRS	可	0〜10の11段階を口答で聴取	NRS≧3で介入
VAS	可	100 mmの直線を用いて痛みの程度を聴取	VAS≧3で介入
CPOT	不可	次の4項目でスコアを算出 ①表情，②身体運動 ③筋緊張 ④人工呼吸器の順応性 or 発声	CPOT≧2で介入
BPS	不可	次の3項目でスコアを算出 ①表情，②上肢 ③人工呼吸器との同調性	BPS≧5で介入

2）問診

PT おはようございます．少しずつリハビリを開始していきたいと考えています．痛い，苦しいといった症状はありますか？

患者 （頷き）

PT まずは痛みについて聞いていきたいと思います．今痛みや苦痛はありますか？

患者 （頷き）

PT それはどこでしょうか？

患者 （喉のあたりを訴える）

PT では，その痛みの程度について教えてください．線の左端を「全く痛くない」，右端を「最悪の痛み」とした場合，どの程度か指でさせますか？

患者 〔VAS（図3）にて4程度を指さす〕

PT ありがとうございます．痛み以外に呼吸が苦しいといった症状も強いですか？

患者 （頷き，同様にVASにて2程度を指さす）

PT わかりました．今使用している鎮痛薬なども確認してからどのくらいのリハビリをしていくべきか相談していきましょうね．

患者 （頷き）

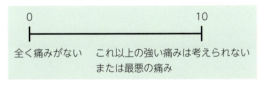

図3 VAS

> **症例** ②主観的評価から得た情報
>
> **痛み・苦痛**：喉頭周囲に痛みの訴えあり．VASにて4程度．
> 呼吸困難に関しても自覚症状あり．VASにて2程度．

症例 ③追加情報

薬物療法の情報：朝から鎮静薬は中止，痛みに対してはフェンタニルを 2.0 mL/h 持続静注にて使用中．
覚醒：RASS 0
せん妄：CAM-ICUにてせん妄なし．
家族からの情報：元々日常生活はすべて自立．呼吸や腎臓に関連するような既往歴もなし．

3) この段階での考察は？

1 思考プロセス

- 問診や主観的評価から得られた患者情報を加味し，離床実施の可否を多角的にイメージしてみる．

◆ **離床を支持する所見・否定する所見** ②主観的情報から　※青字は新たな所見

考察（考慮すべき順）	離床を支持する所見	離床を否定する所見
❶ 原疾患（肺炎・敗血症性ショック・急性腎障害）は改善傾向にある？	◎ 炎症所見改善傾向 ◎ プロカルシトニン改善傾向 ◎ 画像所見上，浸潤影は改善傾向 ◎ 昇圧薬低用量で管理可能 ◎ CRRT使用 ◎ 自発呼吸モードで人工呼吸管理，PEEP 　< 10 cmH$_2$O，FiO$_2$ < 0.6 で管理	—
❷ 循環動態，ショックのコントロールは良好？	◎ 乳酸値改善傾向 ◎ 昇圧薬低用量で管理可能	—
❸ 呼吸状態のコントロールは良好？	◎ 自発呼吸モードで人工呼吸管理，PEEP 　< 10 cmH$_2$O，FiO$_2$ < 0.6 で管理 ◎ 動脈血液ガス改善傾向 ◎ 画像所見上，浸潤影は改善傾向 ◎ 呼吸困難感 VAS2 程度	—
❹ 腎機能のコントロールは良好？	◎ Cr・BUN改善傾向 ◎ CRRT使用中	—
❺ デバイスは離床可能？	◎ 自発呼吸モードで人工呼吸管理，PEEP 　< 10 cmH$_2$O，FiO$_2$ < 0.6 で管理 ◎ CRRT使用中	—
NEW ❻ 覚醒水準は良好？	◎ RASS 0 ◎ CAM-ICUでせん妄なし	—
NEW ❼ 痛みのコントロールは良好？	◎ フェンタニル 2.0 mL/h で使用	× 咽頭の痛みがVAS4程度 →鎮痛薬での対応が必要

◆ 思考プロセス ②主観的情報からの考察

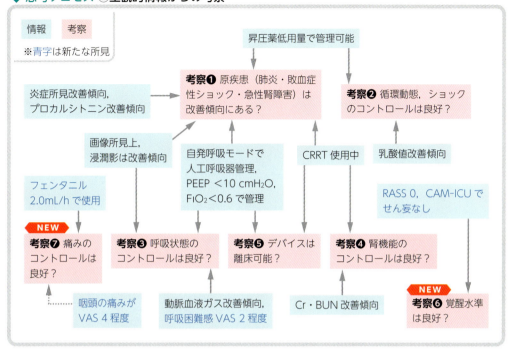

2 Check Point

Q1：十分な覚醒が得られているか？せん妄の有無は？
- 問診を実施する前に，十分に評価が可能な覚醒水準か，せん妄がないかを理学療法士が直接評価することが望ましい．

Q2：痛み，苦痛に対する対処は十分か？
- 現在用いられている鎮痛薬の種類・使用量・使用時間を把握し，痛みが強い場合には理学療法介入前に他職種と連携し，疼痛コントロールを図ることが重要である．
- 人工呼吸器装着患者では鎮痛薬として静注オピオイドを用いることが一般的であるが，呼吸抑制や咳嗽力低下，嘔吐・嘔気などの副作用があるため，これらの出現に注意しなければならない．

3 身体的評価（第3病日）

1）身体的評価項目とその解釈（表4）

- 事前の情報収集と主観的評価をもとに，リスクに配慮しながら身体的評価を進める．
- バイタルサインに加え，フィジカルアセスメント，運動機能を加味し，積極的な離床の適応について検証する．

表4　身体的評価項目（初回介入時）

	評価項目	目的	結果	解釈
1	体温	感染症の状況	体温 36.4 ℃	感染症のコントロール良好
2	血圧，心拍数	・循環動態の把握 ・ショックの有無 ・臓器灌流量の維持	・血圧 118/54 mmHg ・平均血圧 74 mmHg（昇圧薬は終了済み） ・心拍数 114 bpm	ショック離脱
3	心電図変化	循環動態の把握	・洞調律 ・新規心筋虚血の所見なし	異常反応なし
4	酸素化	酸素供給の把握	・SpO_2 94 %（FiO_2 0.5） ・PaO_2 88 mmHg ・P/F比 176	酸素化不十分
5	呼吸数，呼吸パターン，呼吸音	・呼吸状態の把握 ・換気能の評価	・呼吸数36回/min ・胸式有意呼吸 ・呼吸補助筋の使用軽度 ・左下葉気管支音，両下葉でラ音	頻呼吸あり 軽度努力様呼吸
6	肺コンプライアンス[※2]	換気能の評価	静的肺コンプライアンス 50 mL/cmH_2O	肺コンプライアンス良好
7	気道分泌物，咳嗽力	排痰能力の把握	・黄色軽度粘性痰多量 ・咳嗽反射はあるが咳嗽力は不十分	排痰難渋の可能性あり
8	尿量，水分バランス	急性腎障害の把握	・自尿は 10 mL/h 程度 ・CRRTにて 20 mL/h の除水	CRRT使用で除水中
9	浮腫，末梢循環不全	・腎機能障害の把握 ・循環不全の評価	・浮腫はごく軽度のみ ・末梢循環不全なし	身体所見良好
10	MRC score[※3]	・骨格筋筋力の把握 ・ICU-AW[※4]の有無	・肩外転，肘屈曲，手背屈，股屈曲，膝伸展，足背屈3レベル ・MRC score 36点	骨格筋筋力低下あり
11	ROM	ROM制限の有無	正常可動域	RM制限なし
12	日常生活動作	ADL評価	寝返り：軽介助で可能	ベッド上水準

> **memo**
>
> **※2 肺コンプライアンス**
> 肺・胸郭の柔軟性の指標であり換気能に影響を与える．正常値は50〜70 mL/cmH_2O程度であり，25〜30 mL/cmH_2O以上がweaningには必要となる[9]．
>
> **※3 MRC score（medical research council sum score）**
> ICUなどの重症患者において汎用される運動機能評価指標．MMTのうち，肩外転，肘屈曲，手背屈，股屈曲，膝伸展，足背屈の6筋（左右12筋）の合計（0〜60点）で評価される．MRC score＜48点，または測定可能な筋の平均＜4点でICU-AWの診断となり，生命予後やICU入室期間，在院期間，人工呼吸器装着期間，長期的な機能予後とも関連する指標である[10, 11]．
>
> **※4 ICU-AW**
> ICUに入室するような重症疾患に関連して生じる骨格筋機能障害の総称．重症敗血症や多臓器不全と関連すると考えられている[12]．

2) 思考プロセス

1 思考プロセス

- 客観的評価の結果を加味し，離床の可否についての考察を進める．

◆ 離床を支持する所見・否定する所見 ③身体的情報から　※青字は新たな所見

考察（考慮すべき順）	離床を支持する所見	離床を否定する所見
❶ 原疾患（肺炎・敗血症性ショック・急性腎障害）は改善傾向にある？	◎ 炎症所見改善傾向 ◎ プロカルシトニン改善傾向 ◎ 画像所見上，浸潤影は改善傾向 ◎ 昇圧薬低用量で管理可能 ◎ CRRT使用中 ◎ 自発呼吸モードで人工呼吸管理，PEEP＜10 cmH$_2$O，FiO$_2$＜0.6で管理 ◎ 発熱なし	△ 黄色軽度粘性痰多量
❷ 循環動態，ショックのコントロールは良好？	◎ 乳酸値改善傾向 ◎ 昇圧薬低用量で管理可能 ◎ 平均血圧≧65 mmHg ◎ 50≦心拍数≦120 ◎ 異常心電図所見なし ◎ 末梢循環不全なし	−
❸ 呼吸状態のコントロールは良好？	◎ 自発呼吸モードで人工呼吸管理，PEEP＜10 cmH$_2$O，FiO$_2$＜0.6で管理 ◎ 動脈血液ガス改善傾向 ◎ 画像所見上，浸潤影は改善傾向 ◎ 呼吸困難感VAS 2程度 ◎ SpO$_2$≧90％ ◎ 肺コンプライアンス良好	× 呼吸数36回/min △ 軽度努力様呼吸
❹ 腎機能のコントロールは良好？	◎ Cr・BUN改善傾向 ◎ 自尿少量あり，CRRTにて除水中 ◎ 浮腫はごく軽度	−
❺ デバイスは離床可能？	◎ 自発呼吸モードで人工呼吸管理，PEEP＜10 cmH$_2$O，FiO$_2$＜0.6で管理 ◎ CRRT使用中	−
❻ 覚醒水準は良好？	◎ RASS 0 ◎ CAM-ICUでせん妄なし	−
NEW ❼ 早期離床の必要性が高い身体機能，ADL水準？	◎ MRC score 36点 ◎ ROM制限なし ◎ ADLベッド上	−

◆ 思考プロセス ③身体的情報からの考察

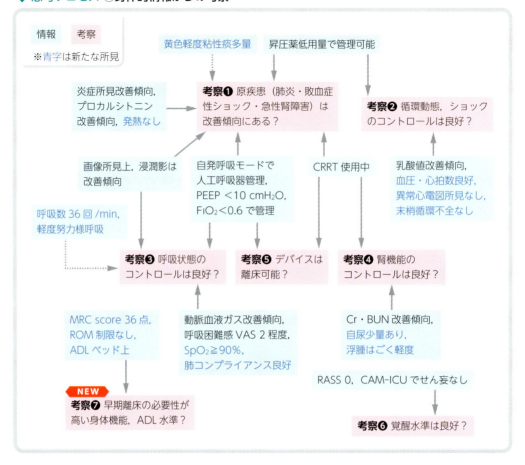

2 Check Point

Q1：人工呼吸器装着患者の早期離床の開始基準は？

- ICUにおける人工呼吸器装着患者は，その原疾患が多岐にわたるため明確な離床開始基準は従来存在しなかったが，エキスパートコンセンサスにて基準が提示された（**表5**）[13]．
- 早期離床の開始基準を参照しつつ，リスクとベネフィットを加味し，医師を中心とした他職種と協議し離床実施の可否を検討する必要がある．

Q2：頻呼吸・軽度努力様呼吸の原因は？

- 頻呼吸は発熱や感染症，疼痛コントロールの不良，低肺コンプライアンス，呼吸筋疲労，無気肺，低酸素血症，心不全，精神的不安やストレスなどさまざまな原因で生じるため，その原因を把握し対処する必要がある．
- 一連の評価から，本症では疼痛コントロール不良，低酸素血症，腎機能障害による代謝性アシドーシスに対する代償が原因として示唆される．

表5　人工呼吸器装着患者の早期離床の禁忌・開始基準

		有害事象のリスクは低い	有害事象のリスクはあるが離床による利益が上回る	有害事象のリスクがある
		離床トレーニング（端座位，車椅子乗車，足踏み，歩行）		
呼吸	パラメータ	$FiO_2 \leq 0.6$, $SpO_2 \geq 90\%$, 呼吸数≦30回/min	$FiO_2 > 0.6$ 呼吸数＞30回/min	$SpO_2 < 90\%$
	呼吸器	PEEP≦10 cmH$_2$O	PEEP＞10 cmH$_2$O 人工呼吸器と非同調	呼吸器設定がHFOVモード中
	補助療法	－	補助治療中（NO，Prostacylin）	腹臥位管理中
循環	血圧	少量の昇圧薬で平均血圧指示内	・中等量の昇圧薬で平均血圧指示内 ・重度の肺高血圧	・高量の昇圧薬で平均血圧指示内 ・平均血圧が指示より低い，症状を有する
	不整脈	心拍数＜120 bpm 経静脈 or 心外膜ペースメーカーで基本調律	120≦心拍数≦150 bpm 薬物療法・ペースメーカーを必要としない徐脈	心拍数＞150 bpm ・経静脈 or 心外膜ペースメーカーで依存調律 ・薬物療法・ペースメーカー埋め込み待ちの徐脈
	デバイス	VAD	・ECMO（中心静脈ダブルルーメンカテーテル） ・スワンガンツカテーテル	・IABP ・ECMO（大腿 or 鎖骨下アクセス）
	その他	－	・乳酸＞4 mmol/L ・急性DVT・PEの疑い ・重度の動脈閉塞の疑い	心筋虚血（胸痛，心電図変化）
神経	意識レベル	RASS －1～＋1	RASS －2 or ＋2	RASS＜－2 or ＞＋2
	せん妄	せん妄なし	せん妄あり	－
	その他	－	・頭蓋内圧亢進はないがモニタ挿入中 ・頭蓋骨切除，帽状膜下ドレーン，脊髄損傷，くも膜下出血，クリッピング後の血管攣縮	・頭蓋内圧亢進あり ・頸髄損傷疑いで固定中 ・コントロールされていない痙攣発作
病態・環境等		・ICU-AW合併 ・CRRT使用中 ・大腿静脈カテーテル挿入中	・活動性出血の疑い or 出血リスクが高い ・コントロールされない発熱 ・低体温療法中	・骨盤，頸椎，長幹骨の不安定な骨折 ・開胸・開腹術後の創部縫合不全 ・活動性出血あり ・大腿動静脈にシース挿入中

文献13を参考に作成

4 初回の治療アプローチ（第3病日）

- ここまで得られた情報・評価を整理し，理学療法実施中に起こりえるリスクを予測する．循環動態や呼吸状態，自覚症状の有無を適宜モニタリングしながら実施することが必須である．
- 理学療法実施中の患者の反応を把握し，徐々に運動負荷を増大していく．
- 初回の治療では早期離床は実施せず，ベッド上で実施可能な項目を選択した．

1）初回の治療項目（図4～6）

	治療項目	目的
1	ベッド上筋力トレーニング	・骨格筋筋力の維持・向上
2	神経筋電気刺激（EMS，図4）	・ICU-AW進行の予防・改善
3	体位ドレナージ，用手的排痰介助（図5）	・気道クリアランス向上，酸素化の改善，人工呼吸器関連肺炎の予防
4	器械的排痰補助（MI-E，図6）	

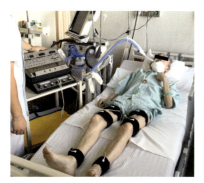

図4 神経筋電気刺激
表面電極からの低周波刺激で筋肉を他動的に収縮させる方法．
鎮静状態や意識障害例にも活用が可能であるため，急性期からの使用が可能である．ICU患者に対する方法や効果に関してはまだ一定の見解は得られていない．

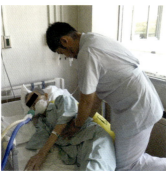

図5 体位ドレナージ，用手的排痰介助
用手的排痰介助は単独での気道クリアランスの効果は乏しい．気道分泌物の貯留部位を評価したうえで，体位ドレナージなどの他の気道クリアランス法を併用して実施する必要がある．

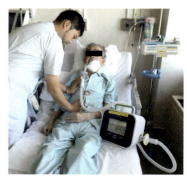

図6 器械的排痰補助
器械的排痰補助はフェイスマスクや人工気道を介して圧付加による深呼吸と咳嗽を器械的につくり出し，気道クリアランスの改善を図る機器である．
気道クリアランスの能力は高いものの，循環抑制や肺圧障害の発生率が高くなるため，対象の排痰状況を考慮してその適応を検討して用いることが重要である．

Check Point

Q1：神経筋電気刺激は有効か？（図4）

- 積極的な運動療法が実施できない重症患者において，筋力や筋量の維持，ICU-AWの予防を目的に選択される治療法である．
- その効果に関しては否定的なものも多くエビデンスは不十分であるものの，神経筋電気刺激実施群でMRC scoreが高値であった報告もあるため，今後さらなる検討が必要な治療デバイスである[14～16]．

Q2：器械的排痰補助とは？（図6）

- 器械的排痰補助はフェイスマスクや人工気道を介して圧付加による深呼吸と咳嗽を器械的につくり出し，気道クリアランスの改善を図る方法である．
- 従来は神経筋疾患患者を対象に実施されてきたが，近年では急性呼吸不全患者や脊髄損傷を対象とした有効性が報告されはじめている[17, 18]．

2）2日後の状態と予測

- 原疾患，呼吸状態，尿量，腎機能障害は改善傾向にあることから，低酸素血症や代謝性アシドーシスの改善が予測される．

- 前述予測に沿って全身状態の改善を認めた場合，人工呼吸器装着の有無にかかわらず，早期離床，運動負荷の増大を検討する．

5 2日後の治療（第5病日）

1）治療前の再評価

- 治療前には，診療録および主観的・客観的評価から呼吸状態や腎機能障害を中心とした全身管理や合併症併発の有無などの経過を必ず確認する．

2）問診

PT 今日は痛みや苦痛はどうですか？
患者 （少しだけあると指さし）
PT それは痛みですか？
患者 （首を横に振る）
PT では管が入っている喉の違和感でしょうか？
患者 （頷き）
PT では，その苦痛の程度について教えてください．線の左端を「全く痛くない」，右端を最悪の痛みとした場合，どの程度かを指でさせますか？
患者 （VASにて1程度を指さす）
PT ありがとうございます．呼吸が苦しいといった症状はどうですか？
患者 （首を横に振る）

> **症例 ④2日後の主観的評価で得た情報**
> 痛み・苦痛：痛み，呼吸苦は訴えなし．気管挿管に伴う喉頭部の苦痛のみVASで1．

> **症例 ⑤追加情報（図7，表6）**
> 呼吸器設定：自発呼吸モード，PS 10 cmH$_2$O，PEEP 7 cmH$_2$O，FIO_2 0.45
> その他デバイス：CRRT離脱
> 覚醒：RASS 0（鎮静薬は中止）
> せん妄：CAM-ICUにてせん妄なし．

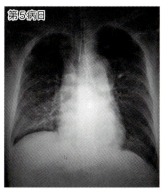

図7 胸部X線画像
第5病日では右下葉にわずかな浸潤影の残存は認めるものの，透過性は改善を認める．

表6　第5病日目の血液検査所見

	第5病日
WBC（/μL）	82,000
CRP（mg/dL）	9.2
プロカルシトニン（ng/mL）	1.2
乳酸（mmol/L）	1.0
Cr（mg/dL）	1.37
BUN（mg/dL）	42.1
動脈血液ガス pH	7.384
動脈血液ガス PaO_2（mmHg）	98.0
動脈血液ガス P/F比	217.8
動脈血液ガス $PaCO_2$（mmHg）	37.1
動脈血液ガス HCO_3^-（mEq/L）	22.5
動脈血液ガス BE（mEq/L）	−1.4

炎症所見，プロカルシトニン，乳酸値，腎機能などの各所見はさらに改善を認めている．動脈血液ガスでは，代謝性アシドーシスは改善している．

3）再評価項目

	評価項目	目的	結果	解釈
1	体温	感染症の状況	体温 36.6 ℃	感染コントロール良好
2	血圧，心拍数	・循環動態の把握 ・ショックの有無 ・臓器灌流量の維持	・血圧 124/58 ・平均血圧 80 mmHg（昇圧薬は終了済み） ・心拍数 104 bpm	・ショック離脱 ・循環コントロール良好
3	心電図変化	循環動態の把握	・洞調律 ・新規心筋虚血の所見なし	異常反応なし
4	酸素化	酸素供給の把握	・SpO_2 97 %（FiO_2 0.45） ・PaO_2 98 mmHg ・P/F比 217.8	酸素化改善あり
5	呼吸数，呼吸パターン，呼吸音	・呼吸状態の把握 ・換気能の評価	・呼吸数 26回/min ・胸腹式呼吸 ・呼吸補助筋の使用なし ・右下葉でラ音	頻呼吸改善傾向
6	気道分泌物	排痰能力の把握	白色痰少量	痰の量・性状改善あり
7	尿量 水分バランス	急性腎障害の把握	・自尿は 50 mL/h 程度 ・CRRT 離脱	腎機能改善あり
8	MRC score	・筋力評価 ・ICU-AW の有無	・肩外転，股関節屈曲 3 レベル 　肘屈曲，手背屈，膝伸展，足背屈 4 レベル ・MRC score 44 点	骨格筋筋力低下はあるが改善傾向

4）思考プロセス

Q1：頻呼吸・軽度努力様呼吸が改善した原因をどう解釈するか？

● 初回介入時に原因として考察した内容のうち，感染症や低酸素血症が改善傾向にあること，疼痛コントロールが良好であること，代謝性アシドーシスが改善したことが頻呼吸，軽度

努力様呼吸の改善に寄与したことが推察される．

Q2：早期離床実施の可否をどう考えるか？
- 再度早期離床の開始を医師や他職種と協議し，早期離床実施の可否を検討する．
- 本症では頻呼吸や軽度努力様呼吸，疼痛コントロールに改善を認めているため，積極的な早期離床の開始が検討される．

5）治療アプローチ（図8〜10）

- 離床を実施する前に，気管内・口腔内吸引を十分に実施し，気道分泌物が気管内に垂れ込まないような配慮を徹底する．また，マスク等を用い唾液への対処も行うことが望ましい（図8）．
- 早期離床実施時には，気管チューブやルート類をテープなどで固定するといった事故抜去予防に対する配慮が必要である（図8）．
- 歩行練習時にはポータブル型の人工呼吸器を用いるといった工夫を医師や看護師と協力し実践する（図10）．

	治療項目（第5病日）	目的
1	排痰補助，肺拡張練習	・気道クリアランス改善 ・酸素化の維持・向上
2	早期離床（ベッドアップ→端座位→立位，図8）	・骨格筋筋力の維持・向上 ・せん妄の予防・改善
3	座位，立位での筋力，バランストレーニング（図9）	・骨格筋筋力の維持・向上 ・ICU-AW進行の予防・改善
4	歩行練習（図10）	・骨格筋筋力の維持・向上 ・ICU-AW進行の予防・改善 ・せん妄の予防・改善

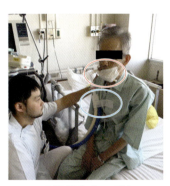

図8　早期離床時の唾液や事故抜去への対処

唾液への対処（○）：離床開始前の口腔内・カフ上部の十分な吸引の実施，マスクを用いた離床中の唾液への対処．
事故抜去への対処（○）：テープ固定等による気管チューブへの負担軽減．

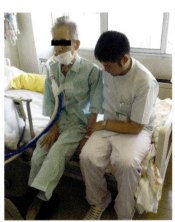

図9　座位での筋力トレーニング

離床実施時には，身体機能や精神機能，環境を考慮し，実施可能な四肢のmobilizationの併用を検討すること．

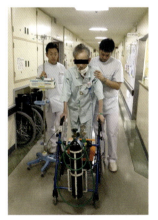

図10　ポータブル人工呼吸器を使用した歩行練習

ポータブル人工呼吸器や用手的換気補助を併用することで，肺胞の虚脱防止や呼吸困難感の軽減，酸素化・換気不全の予防しながら歩行練習の実施が可能となる．

おわりに

- 本症例は肺炎,敗血症性ショック,急性腎障害を呈し,人工呼吸器管理を必要とした重症症例であった.ICU 患者における early mobilization の重要性が高まるなかで,われわれ理学療法士が安全性に配慮をしつつ,どのように離床の可否を検討していくかの教育が不十分な現状がある.
- 本症例の客観的指標やフィジカルアセスメントを用いたクリニカルリーズニングはその 1 例ではあるが,さまざまな情報を整理し,そのリスクとベネフィットを検討しながら他職種で協力した介入を達成することが重要である.

文献

1) Bailey P, et al：Early activity is feasible and safe in respiratory failure patients. Crit Care Med, 35：139-145, 2007
2) Schweickert WD, et al：Early physical and occupational therapy in mechanically ventilated, critically ill patients: a randomised controlled trial. Lancet, 373：1874-1882, 2009
3) Morris PE, et al：Early intensive care unit mobility therapy in the treatment of acute respiratory failure. Crit Care Med, 36：2238-2243, 2008
4) Sessler CN, et al：The Richmond Agitation-Sedation Scale: validity and reliability in adult intensive care unit patients. Am J Respir Crit Care Med, 166：1338-1344, 2002
5) Ouimet S, et al：Incidence, risk factors and consequences of ICU delirium. Intensive Care Med, 33：66-73, 2007
6) Ely EW, et al：Delirium in mechanically ventilated patients: validity and reliability of the confusion assessment method for the intensive care unit (CAM-ICU). JAMA, 286：2703-2710, 2001
7) 日本集中治療医学会 J-PAD ガイドライン作成委員会：日本版・集中治療室における成人重症患者に対する痛み・不穏・せん妄管理のための臨床ガイドライン.日本集中治療医学会誌,21：539-579, 2014
8) 古賀雄二：ICU におけるせん妄の評価.－日本語版 CAM-ICU-.看護技術,55：30-33, 2009
9) 横山仁志,他：呼吸筋力と肺コンプライアンスの関係が換気指標と抜管の成否に及ぼす影響.人工呼吸,29(1)：62-69, 2012
10) Sharshar T, et al：Presence and severity of intensive care unit-acquired paresis at time of awakening are associated with increased intensive care unit and hospital mortality. Crit Care Med, 37：3047-3053, 2009
11) Ali NA, et al：Acquired weakness, handgrip strength, and mortality in critically ill patients. Am J Respir Crit Care Med, 178：261-268, 2008
12) Schefold JC, et al：Intensive care unit-acquired weakness (ICUAW) and muscle wasting in critically ill patients with severe sepsis and septic shock. J Cachexia Sarcopenia Muscle, 1：147-157, 2010
13) Xu JY, et al：Comparison of the effects of albumin and crystalloid on mortality in adult patients with severe sepsis and septic shock: a meta-analysis of randomized clinical trials. Crit Care, 18：702, 2014
14) Karatzanos E, et al：Electrical muscle stimulation: an effective form of exercise and early mobilization to preserve muscle strength in critically ill patients. Crit Care Res Pract, 2012：432752, 2012
15) Routsi C, et al：Electrical muscle stimulation prevents critical illness polyneuromyopathy: a randomized parallel intervention trial. Crit Care, 14：R74, 2010
16) Hermans G, et al：Interventions for preventing critical illness polyneuropathy and critical illness myopathy. Cochrane Database Syst Rev, ：CD006832, 2014
17) Gonçalves MR, et al：Effects of mechanical insufflation-exsufflation in preventing respiratory failure after extubation: a randomized controlled trial. Crit Care, 16：R48, 2012
18) 堅田紘頌,他：機械的排痰補助を用いて無気肺が改善した高位頸髄損傷患者の一例.人工呼吸,33(1)：75-79, 2016

第3章　呼吸器疾患のクリニカルリーズニング

2. 慢性呼吸不全

自己排痰に難渋しているが，どのように排痰させるか？

花田匡利，神津 玲

はじめに

慢性呼吸器疾患患者は増悪をくり返す症例も多く，疾患管理のうえで排痰は重要な介入方法の1つとして位置付けられる．特に急性増悪に伴い喀痰量が急激に増加した場合，排痰の結果しだいでは経過や予後にまで影響を及ぼす可能性も生じる．
臨床現場において，気道分泌物貯留を認めるが排痰困難な症例もしばしば経験する．今回の提示症例では，排痰困難に陥っている問題点を明確にし，良好な排痰が得られるようにリーズニングを進めた．

1 事前の情報整理

1）入手した情報は？

● 医師や他部門からの情報とともに診療録からの情報を問診の前に整理する．

症例 ①医師からの情報

診断名：細菌性肺炎，慢性壊死性肺アスペルギルス症，気管支拡張症
年　齢：60歳　　**性　別**：男性
職　業：会社員
主　訴：息苦しい，痰が出せない．
現病歴：数年前に慢性壊死性肺アスペルギルス症（CNPA）の診断で外来治療されていたが，数日前より熱感を自覚，咳嗽と呼吸困難が増強し当院救急搬送となり，前述診断にて入院となった．5 L/minの酸素療法および抗菌薬治療が開始されている．
生活歴：喫煙歴 20本×12年間［喫煙指数 brinkman index（BI）= 240］　**粉塵曝露歴**：なし
呼吸機能検査（1年前に測定）：%努力性肺活量 35.5％，1秒量 1.16 L，%1秒量 42.0％，1秒率 93.5％
血液生化学検査：WBC 9,500 /μL，CRP 10.7 mg/dL，BUN 22.6 mg/dL，プロカルシトニン 0.6 ng/mL，β-Dグルカン 14.9 IU/L
血液ガス所見：pH 7.437，$PaCO_2$ 43.8 mmHg，PaO_2 61.7 mmHg，HCO_3^- 29.1 mEq/L
肺炎重症度分類（A-DROPシステム，表1）[※1]：中等度
画像所見：両側上肺野の著明な胸膜肥厚ならびに空洞性陰影を認め，右空洞では液面形成を，左では球状陰影を伴う．気管の右側偏位あり．同領域に気管支の拡張所見を伴う浸潤影を認める（図1, 2）．

表1 肺炎の重症度分類：A-DROPシステム

A (<u>A</u>ge：年齢)	男性70歳以上，女性75歳以上
D (<u>D</u>ehydration：脱水)	BUN 21 mg/dl以上，または脱水あり
R (<u>R</u>espiration：呼吸)	SpO$_2$ 90％以下（PaO$_2$ 60 mmHg以下）
O (<u>O</u>rientation：見当識)	意識障害あり
P (Blood <u>P</u>ressure：血圧)	血圧（収縮期）90 mmHg以下

重症度分類	詳細	治療の場
軽症	上記指標のいずれも満足しないもの	外来治療
中等度	上記指標の1つまたは2つを有するもの	外来または入院治療
重症	上記指標の3つ以上を有するもの	入院治療
超重症	上記指標の4つまたは5つを有するもの ただし意識障害・ショックがあれば1項目のみでも超重症とする	ICU入院

文献1を参考に作成

> **memo**
> ※1 A-DROPシステム
> 成人市中肺炎において，重症度を正確に判定することは治療方針を決定するうえできわめて重要であり，米国胸部疾患学会（ATS）と米国感染症学会（IDSA）よりPSIが，英国胸部疾患学会（BTS）よりCURB-65が示された．わが国では，CURB-65に準拠し日本呼吸器学会からA-DROPシステムが発表され，簡便な重症度判定の基準として採用されている．

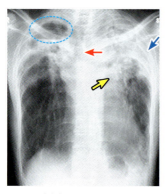

図1 症例の胸部単純X線所見
→：胸膜肥厚，◯：空洞性陰影，→：気管の右側偏位，⇨：浸潤影

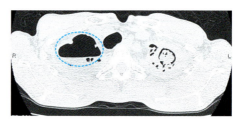

図2 症例の胸部CT所見

2）この段階での仮説は？

- 今回，呼吸器症状の増悪で来院されており，気道感染により，慢性呼吸器疾患の急性増悪を起こした可能性が示唆される．
- 人工呼吸管理ではなく酸素療法のみで会話が可能であることから，重症な呼吸不全までには至っていないことが推測される．
- 経鼻5 L/minの酸素投与下にて血液ガス所見はPaO$_2$ 61.7 mmHgであり，何らかの原因で低酸素血症をきたしていた可能性がある．
- 抗菌薬治療が開始されているが，炎症反応も高く感染がコントロールできていない可能性がある．

- 画像上，気管支拡張所見および液面形成を認めており，気道分泌物貯留と排痰困難をきたしていることが推測される．
- 既往にCNPAおよび気管支拡張症を呈し，プロカルシトニンの上昇に加えβ-Dグルカンも高値であることから真菌感染による増悪も否定できず，今回の肺炎増悪の現病歴もふまえ，感染に関連した生活環境についての情報を収集する必要がある．

1 思考プロセス

- この時点で得られた情報から，呼吸状態悪化の原因について仮説を立てる．

◆ 仮説を支持および否定する所見 ①事前情報から

仮説（可能性の高い順）	仮説を支持する所見	仮説を否定する所見
❶ 感染コントロール不良？	◎ 炎症反応高値，発熱 ◎ β-Dグルカン高値	ー
❷ 呼吸器疾患の急性増悪？	◎ 炎症反応高値，発熱 ◎ 自覚症状の増悪（呼吸困難，排痰不良） ◎ 画像所見における浸潤陰影の増強	
❸ 呼吸状態不良？	◎ 酸素投与を要する低酸素血症 ◎ 自覚症状の増悪（呼吸困難，排痰不良）	× $PaCO_2$ 貯留なし × PaO_2 低値
❹ 酸素化不良？	◎ 酸素投与を要する低酸素血症	ー
❺ 呼吸機能低下？	◎ 拘束性換気障害（％努力肺活量 35％）	ー
否定！ ❻ 換気補助は必要？	ー	× $PaCO_2$ 貯留なし × PaO_2 低値

◆ 思考プロセス ①事前情報からの仮説

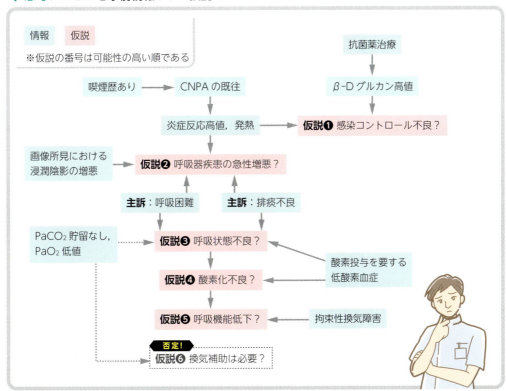

2 Check Point

Q1：画像所見から推測されることは何か？（図1，2）

- 両側上肺野の空洞形成や気管支拡張所見，胸膜肥厚に関しては，慢性的変化の結果として形成されたと推測される．
- 右肺尖部空洞内の液面形成および浸潤陰影などの所見を認めるため，新たな気道感染により炎症が悪化し気道分泌物が過剰産生・貯留した可能性が推察される．
- 著明な胸膜の肥厚や気管の右側偏位など慢性的変化が，排痰を困難にしている要因として考慮する必要がある．

Q2：呼吸機能検査の結果から推測されることは？

- 喫煙歴はあるがBIは240と高値ではなく，1秒率も90％以上あり閉塞性障害はないため，少なくとも呼吸機能に与える喫煙の影響は少ないが，喀痰量に影響を与えている可能性があると推察される．
- 拘束性換気障害に加え，加齢や疾患の進行により呼吸機能が低下した可能性がある．また，％努力性肺活量低下から咳嗽力が低いことも予想され，主訴に至る要因であることが推測される．
- 本症例の職業は会社員であるが，1秒量は1L以上あり，何とか日常および社会生活は可能な水準にあったと推測される．

2 主観的評価（入院2日目）

1）主観的評価の計画とその理由

- 前述の事前情報を踏まえ，症状および現象について理解する必要がある．
- 現時点までの医学的情報と，主観的情報・仮説に基づき検証していく．
- 急性増悪に至る要因についても検討する必要がある．
- 咳嗽および喀痰の状態を把握し（表2，3），治療方針および介入方法について検討する．

表2　問診と臨床推論

問診内容	推論内容
発症からの経過	急性発症，または入院前からの初期症状の把握
現在の症状	疾患の進行の有無
呼吸困難の程度	自覚症状（または自覚的呼吸困難感）の把握
咳嗽・喀痰	疾患の進行の有無，治療効果の反応性
入院前の生活状況	身体機能の推測

表3　呼吸困難の評価：修正Borgスケール[2]

0	感じない（nothing at all）
0.5	非常に弱い（very very weak）
1	やや弱い（very weak）
2	弱い（weak）
3	
4	多少強い（some what strong）
5	強い（strong）
6	
7	とても強い（very strong）
8	
9	
10	非常に強い（very very strong）

2）問診と臨床推論（表2）

- **PT** 息苦しさを感じたのはいつごろですか？
- **患者** 2～3日前から熱が出て，そこからちょっとずつ苦しくなっていきました．
- **PT** 現在，呼吸困難はありますか？
- **患者** はい．
- **PT** これ（修正Brogスケール，表3）でいうとどのぐらいでしょうか？
- **患者** 4（多少強い）ぐらいです．
- **PT** 咳や痰は入院前から出ていましたか？
- **患者** あまり出ていませんでした．でも風邪をひいたときは咳が出ていましたが，痰が上手く出せていませんでした．
- **PT** 咳や痰はどうですか？
- **患者** 痰のからむ咳が出るのですが，上手く出てきません．
- **PT** 咳は頻回に出ますか？
- **患者** 思うように痰が出せないので，咳はよく出ます．
- **PT** 痰の性状や色や量はどうですか？
- **患者** 痰はドロドロした感じで，色は黄色で量は増えています．
- **PT** 普段は運動する習慣がありますか？
- **患者** 会社に行くぐらいで，運動する習慣はないので，すぐに息切れしてしまい，体力の低下は感じていました．

症例 ②主観的評価から得た情報

入院前の排痰の状況：感染による咳嗽や喀痰の増加は認めていたが，排痰は以前から困難な状態だった．呼吸困難および咳嗽，喀痰の増加など呼吸器疾患の経年的増悪は，自覚していたとのこと．

症例 ③追加情報

既往歴：30年前と2年前に肺炎発症の既往あり．

服薬情報：
- 入院時：経口抗真菌薬 → イトラコナゾール1回 200 mg，1日2回．
- 去痰薬 → カルボシステイン1回 500 mg，1日3回．
- 入院治療開始後：抗菌薬 → スルバクタム・アンピシリン静注1回 1.5 g，1日4回．

3）この段階での仮説は？

- 主観的評価の特徴をふまえ，事前の情報からたてた仮説と統合して新たな仮説に結びつけていく．
- 複数回の肺炎を呈した既往歴があることから，CNPAは急性増悪をきたしやすいことが推測される．今回も急性増悪を起こしたが，入院前より肺炎増悪の兆候を示す症状が出現していたことが推測される．
- 以前より排痰困難な状態であり，呼吸機能検査でも％努力性肺活量が少なく，拘束性換気障害の影響も咳嗽力低下の要素として考慮する．

- 疾患の進行は緩徐ではあるが，咳嗽および喀痰が増加傾向であることから，抗菌薬の治療効果は十分に認められていないことが予想される．
- 息苦しさについては酸素療法のみで修正Borgスケール4と多少強い程度で，自覚症状は少ない．

1 思考プロセス

- 情報を整理し，原因について仮説を再検証する．

◆ 仮説を支持および否定する所見 ②**主観的評価から**　※青字は新たな所見

仮説（可能性の高い順）	仮説を支持する所見	仮説を否定する所見
❶ 感染コントロール不良？	◎ 炎症反応高値，発熱 ◎ β-Dグルカン高値 ◎ 喀痰量増加	－
❷ 呼吸器疾患の急性増悪？	◎ 炎症反応高値，発熱 ◎ 自覚症状の増悪（呼吸困難，排痰不良） ◎ 画像所見における浸潤陰影の増悪 ◎ 入院前より症状あり ◎ 複数回の肺炎併発の既往	－
❸ 呼吸状態不良？	◎ 酸素投与を要する低酸素血症 ◎ 自覚症状の憎悪（呼吸困難，排痰不良）	× $PaCO_2$ 貯留なし × PaO_2 低値
❹ 酸素化不良？	◎ 酸素投与を要する低酸素血症	× 酸素療法付加でも血液ガス不良
❺ 呼吸機能低下？	◎ 拘束性換気障害（％努力肺活量 35％）	－
否定！ ❻ 換気補助は必要？	－	× $PaCO_2$ 貯留なし × PaO_2 低値 × 酸素療法で管理困難な酸素化不全
NEW ❼ 呼吸器疾患の進行は緩徐？	◎ 入院前より症状あり	－
NEW ❽ 呼吸器疾患は増悪傾向？	◎ 喀痰量増加	－
NEW ❾ 呼吸器疾患は重症化している？	◎ PaO_2 低値	－

◆ 思考プロセス ②主観的評価からの仮説

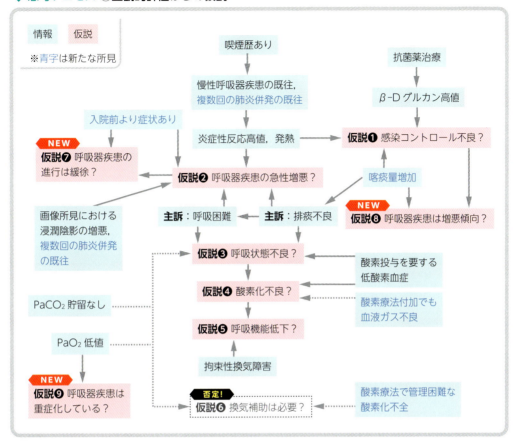

2 Check Point

Q1：急性増悪による症状で考慮すべきことと，今後予想されることは？

- 咳嗽および喀痰が増加していることから抗菌薬の治療効果は認められておらず，さらなる増悪が予想される．そのため，経過中における喀痰の性状も確認して経時的に捉える．
- 呼吸機能検査から拘束性換気障害も認めており，喀痰量の増加に伴い低換気から高二酸化炭素血症となり，最悪の場合はCO_2ナルコーシス，人工呼吸管理になる可能性も否定できない．

Q2：胸部画像所見と主観的評価の統合と解釈は？

- 胸部画像所見において，右肺尖部空洞内に気道分泌物が過剰産生で液面形成するほど貯留した所見を認めた．また，喀痰の性状も粘性で色調も黄色とのことから，感染による喀痰量の増加と流動性のある性状で治療介入によって排痰効果を期待できる可能性が高い．
- 上肺野に浸潤陰影が強く，気管の偏位等も考慮し，有効な排痰を得られる体位の選択を行う必要がある．

> **Pit Fall** 画像所見はあくまで撮影した時点での所見であり，病状の変化により主観的および身体的評価とは一致しないこともあるため，評価項目の1つとして位置付ける．

3 身体的評価（入院3日後）

- 事前情報および主観的評価結果をふまえ，実際の身体的評価を行うことで，仮説の絞り込みおよび確証が得られ，適切な介入方法が判断できる．
- 臨床推論は常に患者の状態により変化するため，その都度，種々の情報を解釈し評価および介入方法の修正を行う必要がある．
- 現時点での仮説は下記の通りである．
  ①感染コントロール不良で，喀痰量は増加している．
  ②咳嗽力も弱く，上手く排痰できていない．
  ③酸素療法が必要で呼吸困難もあり，活動量低下に伴う身体機能低下が懸念される．

1）身体的評価項目とその解釈

		評価項目	目的	結果	解釈
1	視診・触診	呼吸数の評価	換気の状態	呼吸数29回/min	やや呼吸数増加
		呼吸補助筋群の過緊張状態	呼吸努力の評価	胸鎖乳突筋，斜角筋の過緊張	吸気努力あり
		陥没呼吸の有無	換気不良の評価	鎖骨上窩および胸骨上切痕陥没	換気不良および吸気努力あり
		呼吸パターン	呼吸効率の評価	上部胸式呼吸様式	横隔膜の機能低下，呼吸補助筋群による代償
		胸郭の左右差および胸郭運動の確認	胸郭形状および運動の評価	左右差はないが，上部胸郭の拡張性不良	画像所見からも肺の器質的な問題により拡張不良が生じている
		rattlingの有無	気道分泌物貯留の確認	両側の上部胸郭中心にrattling触知	過剰な気道分泌物産生および貯留所見
		バチ指の有無	低酸素状態の評価	所見なし	長期の低酸素状態にはなかったものと推測
		気管の触知	気管偏位の確認	右側偏位	胸膜の肥厚等から偏位したものと推測
2	打診	含気および気道分泌物の評価	含気の状態および気道分泌物の有無を把握	上部胸郭にて濁音	過剰な気道分泌物産生および貯留所見
3	聴診	含気および気道分泌物の評価	含気の状態および気道分泌物の有無を把握	・気管音：呼気時に断続性ラ音聴取 ・気管支音：右気管支音が大きく，呼気時に断続性ラ音聴取 ・肺胞呼吸音：全体的に呼吸音減弱し，特に右上葉付近は呼気時に断続性ラ音聴取	呼気時の断続性ラ音から気道分泌物貯留と判断．特に右上葉に貯留しているものと推測

- 呼吸器疾患のフィジカルアセスメントの基本は，視診・触診・打診・聴診の4つの方法で評価するため，主観的評価の時点で視診による評価も開始されている．
  ▶ 簡便，非侵襲的かつリアルタイムに呼吸状態を把握することができる．
  ▶ 自らの治療介入のフィードバック（リスクマネージメント，効果判定）に役立つ．

- 咳嗽力の評価は咳嗽時の最大呼気流量（**CPF**[※2]）を測定し，本症例においてCPF＜210 L/minと低値を示した（**図3，4**）．

> **memo**　※2 CPF
> CPFは，咳嗽時の最大呼気流量を示す客観的指標である[3, 4]．CPF＜160 L/minで一般的に排痰が困難となり，増悪時の喀痰量増加時には270 L/min以上が必要とされている[5, 6]．

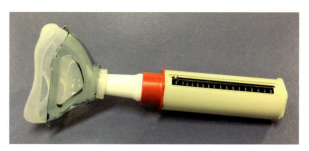

図3　ピークフローメーター

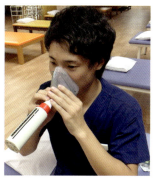

図4　咳嗽時の最大呼気流量測定
マウスピースまたはフェイスマスクを使用し，咳嗽時に空気がもれないように注意する．2〜3回測定し最大値を採用する．

2）思考プロセス

1 思考プロセス

◆ 仮説を支持および否定する所見　③身体的評価から　※青字は新たな所見

仮説（可能性の高い順）	仮説を支持する所見	仮説を否定する所見
絞り込み！ ❶ 感染コントロール不良？	◎ 炎症反応高値，発熱 ◎ β-Dグルカン高値 ◎ 喀痰量増加 ◎ rattling触知および断続性ラ音聴取で気道分泌物貯留所見あり	ー
NEW ❷ 咳嗽力が弱い？	◎ CPF＜210 L/min	ー
❸ 酸素化不良？	◎ 酸素投与を要する低酸素血症	× 酸素療法付加でも血液ガス不良
NEW ❹ 換気不良？	◎ 肺胞呼吸音減弱	ー
❺ 呼吸器疾患の急性増悪？	◎ 炎症反応高値，発熱 ◎ 自覚症状の増悪（呼吸困難，排痰不良） ◎ 画像所見における浸潤陰影の増悪 ◎ 入院前より症状あり ◎ 複数回の肺炎併発の既往	ー
❻ 呼吸状態不良？	◎ 酸素投与を要する低酸素血症 ◎ 自覚症状の憎悪（呼吸困難，排痰不良）	× $PaCO_2$ 貯留なし × PaO_2 低値
❼ 呼吸機能低下？	◎ 拘束性換気障害（％努力肺活量 35％）	ー

（次ページに続く）

(続き)

仮説（可能性の高い順）	仮説を支持する所見	仮説を否定する所見
❽ 呼吸器疾患の進行は緩徐？	◎ 入院前より症状あり	—
❾ 呼吸器疾患は増悪傾向？	◎ 喀痰量増加	—
❿ 呼吸器疾患は重症化している？	◎ PaO_2 低値	—

◆ 思考プロセス ③身体的評価からの仮説

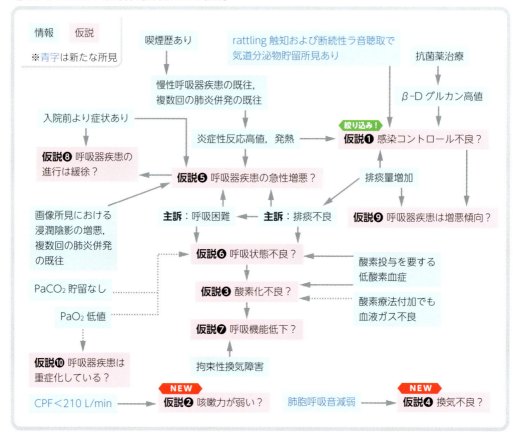

2 Check Point

Q1：感染コントロールに難渋している訳は？
- 画像上の液面形成と聴診所見を根拠とする大量の気道分泌物貯留により，血流の乏しい感染巣（空洞性病変）への抗菌薬の血行性移行は不良となるため抗菌薬治療が奏功しにくい．
- CNPAは進行性の予後不良の感染症であり，二次感染としての細菌性肺炎に対する治療はしばしば難渋する．
- 排痰で気道分泌物が十分にドレナージできれば，抗菌薬作用の効果も期待できる可能性がある．

Q2：排痰が上手くできない訳は？
- 最も大きな要因として，咳嗽力の低下があげられる．CPFは210 L/minと少なく，拘束性換気障害から吸気量が確保できず，その結果，十分な呼気流速が得られていない可能性が

ある．
- 排痰を促す際に考慮すべき要因として，重力および換気量・呼気流速・気道分泌物の粘稠度を考慮する必要があるが，本症例においては，これら個々の要因が制限されている．

4 初回の治療アプローチ（入院3日後）

- 現在までの情報と主観および身体的評価の結果を統合して，問題点を列挙していく．
- 治療介入後も，状態変化に対応し評価や介入方法について修正を加えながら対応していく．前述，評価結果から仮説をもとに，初回介入時の治療プログラムを以下に立案した．
  - ⓐ適切な体位ドレナージ
  - ⓑ換気量増大および咳嗽力強化目的のプログラム
  - ⓒ活動量低下予防目的の運動療法

1）初回の治療項目

	治療項目	目的
1	体位ドレナージ（図5）	重力を利用して中枢気道への分泌物排出促進を図る（病変部位を右上葉と判断，左完全側臥位を選択した）
2	徒手的呼吸介助手技（図5）	呼気流速増大による貯留分泌物の有意な移動
3	自己排痰法（アクティブサイクル呼吸法：ACBT）[7]	換気量および呼気流速を変化させ，排痰を促進する
4	呼吸筋トレーニング	吸気筋および呼気筋の強化による吸気量増大，咳嗽力向上（呼吸筋疲労のリスクには要注意）
5	筋力トレーニング	上下肢の筋力強化
6	ADLトレーニング	身体活動量の確保とADLの維持

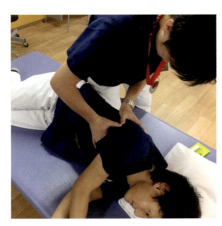

図5 体位ドレナージと徒手的呼吸介助手技の併用
側臥位胸郭介助法にて呼吸に同調させ，呼気時に圧迫を加えていく．胸郭の運動方向に合わせていくことが重要となる．

2）初回治療後の結果と解釈

	治療項目	結果	解釈
1	体位ドレナージ＋徒手的呼吸介助手技	左完全側臥位にて呼吸介助を併用し，多量の黄色粘性痰を喀出	排痰に必要な要素を考慮し，右上葉に貯留した気道分泌物の排出促進に有効であった
2	自己排痰法	咳嗽が誘発される前に，口頭指にて示しながら自己排痰法を併用して排痰を実施し，多量の黄色粘性痰を喀出	呼気流速の変化により咳嗽反射とともに有効な喀痰が得られた
3	呼吸筋トレーニング 筋力トレーニング ADLトレーニング	初回治療時は排痰によるコンディショニングを中心に疲労も考慮し，次回以降で徐々にトレーニング要素のプログラムを追加していく	

3）次回評価時の状態の予測

- 喀痰量減少による呼吸機能改善が期待される．
- 咳嗽力強化による喀痰能力の向上が予測される．
- 自己排痰法習得による自己管理能力が向上すると思われる．

5　2週間後の治療（入院14日目）

1）治療前の再評価

- 初回治療時に立案した仮説の検証と，2週間前と比較して状態の変化に伴う症状から今後の治療プログラムの変更を行う（**表4**）．

表4　再評価における問診内容と推論内容

問診内容	推論内容
初期評価からの経過	初期評価時からの呼吸状態の変化および治療方針の把握
現在の症状	疾患の進行の有無
呼吸困難の程度	自覚症状（または自覚的呼吸困難感）の把握
咳嗽・喀痰	疾患の進行の有無，治療効果の反応性
ADLの状況	身体機能低下およびADLにおける問題点の把握

2）問診と推論内容

- **PT** 現在，呼吸困難はありますか？
- **患者** 酸素もいらなくなり，あまり感じなくなりました．
- **PT** これ（修正 Borg スケール，表3）でいうとどのぐらいでしょうか？
- **患者** 1（やや弱い）ぐらいです．
- **PT** 咳や痰はどうですか？
- **患者** だいぶ痰の量も減って，咳も少なくなってきました．
- **PT** 痰の性状や色や量はどうですか？
- **患者** 痰は少し流れ出てきやすくなって，色は黄色から白色になりました．
- **PT** 体力は落ちた感じはしますか？
- **患者** 入院前より運動しているので，落ちていないと思います．

> **症例 ④ 2週間後の主観的評価から得た情報**
> **呼吸状態の状況**：酸素化改善に伴い，酸素投与なしでも呼吸困難に自覚症状も改善．
> **感染コントロール**：自己排痰法の習得など自己管理能力の向上による喀痰量減少．痰の性状からも感染コントロールは良好と思われる．

3）再評価項目

	評価項目	再評価	解釈
1	胸部画像所見（図6，7）	肺野全体の透過性改善，気道分泌物貯留による液面形成消失	抗菌薬による良好な感染コントロールがなされ，気道分泌物減少と換気効率の改善
2	気道分泌物貯留の評価	・rattlingと断続性ラ音の消失 ・自己排痰法習得	排痰効果と，自己排痰法習得による自己管理能力の向上
3	呼吸困難の評価	修正Borgスケール1と呼吸困難軽減	喀痰による酸素の拡散面積の増大効果
4	咳嗽力の評価	CPF 290 L/minと喀痰は可能なレベルまで回復	呼吸筋トレーニングによる換気量の増大と咳嗽力向上による効果
5	酸素化の評価	酸素吸入不要	喀痰による酸素の拡散面積の増大効果
6	ADLの評価	病棟内歩行自立による身体活動量の確保	筋力およびADLトレーニングによる身体活動量の確保

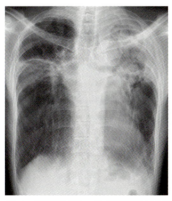

図6　再評価時の胸部単純X線所見

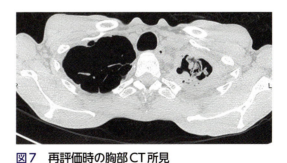

図7　再評価時の胸部CT所見

4) 思考プロセス

Q1：排痰効果が得られた根拠は？
- 適切な排痰体位と自己排痰法の習得が大きいが，呼吸筋トレーニングによる咳嗽力向上も関与しているものと思われる．

Q2：今後の課題および反省点は？
- 痰の性状から体位管理の時間や頻度等の設定を行い，病棟看護師にも協力を得て持続的な体位ドレナージを施行することで，より早期の改善が得られた可能性もある．
- 今後も増悪を契機に気道分泌物の過剰産生および貯留するリスクは十分にあるが，重症化する前に自己排痰法で喀痰を促し，症状変化がある際は早期受診に努める等の自己管理をしっかり指導しておく．

5) 今後の治療

	治療項目	目的
1	体位ドレナージ＋呼吸介助手技	・PT介入時に呼吸介助併用の排痰を行い，それ以外の時間（午前・午後）に定期的な側臥位による体位管理を実施 ・喀痰減少が認められれば，プログラム終了も検討する
2	自己排痰法	PT介入以外の時間に，湿性咳嗽あれば施行するように指導した
3	呼吸筋筋力トレーニング	吸気筋および呼気筋に対する筋力トレーニングで，さらなる呼吸筋力向上を図る
4	筋力トレーニング	上下肢の筋力トレーニングにて筋力低下を予防する
5	持久力トレーニング	社会復帰を目指し，持久力トレーニング追加も考慮していく

おわりに

- 本症例は，慢性下気道感染により呼吸状態の増悪を認め，種々の要因により喀痰困難な状態であった．しかし，排痰に必要な方法を選択し施行したことで有効な排痰が得られた．結果的に呼吸状態の改善を認め，ADL維持にもつながったものと推測された．
- 本症例のように慢性呼吸器疾患で排痰困難な場合，器質的および機能的な障害を呈し病態も増悪していく可能性があるため，個々に応じた最適なプログラム立案が必要である．加えて，既往歴から易感染性であり今後も増悪する可能性は十分に考えられるため，自己管理能力の向上が重要である．
- 本稿では，排痰困難な症例を通じて，事前情報と身体的評価からクリニカルリーズニングに基づく介入の実際を紹介した．排痰ができない理由は単一ではなく，種々の要因が影響している．そのため，解剖生理に基づく身体所見および画像所見，各種検査結果を総合的に捉え，問題点を明確にしてアプローチすることが必要である．

■ 文献

1) 「成人市中肺炎診療ガイドライン」(日本呼吸器学会市中肺炎診療ガイドライン作成委員会) 日本呼吸器学会, 2007
2) Borg G：Perceived exertion as an indicator of somatic stress. Scand J Rehabil Med, 2：92-98, 1970
3) Bach JR, et al：Prevention of pulmonary morbidity for patients with Duchenne muscular dystrophy. Chest, 112：1024-1028, 1997
4) Bach JR & Saporito LR：Criteria for extubation and tracheostomy tube removal for patients with ventilatory failure. A different approach to weaning. Chest, 110：1566-1571, 1996
5) Kang SW & Bach JR：Maximum insuffiation capacity：vital capacity and cough flow in neuromuscular disease. Am J Phys Med Rehabil. 79：222-227, 2000
6) Finder JD, et al：Respiratory care of the patient with Duchenne muscular dystrophy: ATS consensus statement. Am J Respir Crit Care Med, 170：456-465, 2004
7) Miller S, et al：Chest physiotherapy in cystic fibrosis: a comparative study of autogenic drainage and the active cycle of breathing techniques with postural drainage. Thorax, 50：165-169, 1995
8) 「呼吸リハビリテーションマニュアル―運動療法―第2版」(日本呼吸ケア・リハビリテーション学会, 日本呼吸器学会, 日本リハビリテーション医学会, 日本理学療法士協会/編), 照林社, 2012

第3章 呼吸器疾患のクリニカルリーズニング

3. 間質性肺炎

運動誘発性低酸素血症を認めるが，どのような運動療法を行うか？

平澤 純

安静時の酸素飽和度は保たれているが，労作時のみ酸素飽和度が低下する場合を運動誘発低酸素血症という．運動誘発低酸素血症では頻呼吸による呼吸困難や心負荷が問題となり，身体機能が低下，デコンディショニングをきたしうる．この悪循環を断ち切るため，運動誘発低酸素血症を呈する症例の運動療法を考察したい．
本症例では歩行時の息切れが徐々に悪化し，労作時に酸素飽和度（SpO_2）が著明に低下するが，運動耐容能改善を目的に運動療法を行った．

1 事前の情報整理

1）入手した情報は？

症例 ①医師からの情報

- **診断名**：特発性肺線維症（IPF）
- **年齢**：70歳　　**性別**：男性
- **職業**：無職（もともとはミキサー運転手・農業）
- **家族構成**：妻と2人暮らし．
- **既往歴**：2年前に間質性肺炎の診断にて呼吸器内科通院中．
- **主訴**：歩行時の息切れが徐々に悪化．
- **呼吸機能検査**：努力肺活量 1.69 L，%努力肺活量 55.6%，1秒量 1.56 L，1秒率 92.3%，DLco 7.50 mL/min/mmHg，%DLco 63.1%
- **動脈血ガス分析**：pH 7.403，$PaCO_2$ 47.8 mmHg，PaO_2 64.2 mmHg，HCO_3^- 29.2 mmol/L，B.E. 4.1 mmol/L（室内気）
- **右心カテーテル検査**：肺動脈平均圧 16 mmHg
- **心エコー検査**：左室駆出率（EF）69%，壁運動異常なし．
- **血液検査**：Hb 13.9 g/dL，BNP 8.4 pg/mL
- **胸部単純X線写真**：びまん性網状影，下葉の容積減少（図1）．
- **HRCT**：両肺胸膜直下に蜂巣肺所見を伴う網状影，牽引性気管支拡張，スリガラス影（図2）．

●IPFは慢性かつ進行性の経過をたどり，高度の線維化が進行して不可逆性の蜂巣肺形成をきたす予後不良の原因不明の肺疾患である[1]．IPFは労作時の著明な低酸素血症が特徴的であり，COPDに比べ運動時の低酸素血症はより高度であることが知られている[1]．

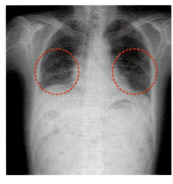

図1 胸部単純X線写真
両側下肺野中心にびまん性網状影（⚪︎）を認め，下葉の容積減少を伴う．

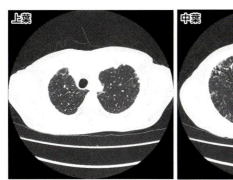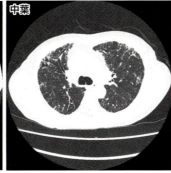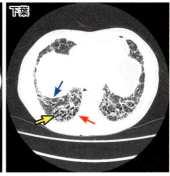

図2 HRCT画像
両側の下葉主体に胸膜直下優位の牽引性気管支拡張（→），一部に網状影・蜂巣肺（→）やスリガラス影（→）もみられる．

- 正常大気圧の空気吸入下にみられる低酸素血症の原因として，①肺胞低換気，②右→左シャント，③換気血流比（V_A/Q）不均等分布，④拡散障害が知られている[2]．
    - 肺胞気・動脈血酸素分圧較差（以下 $A-aDO_2$）の開大はシャント，V_A/Q不均等，拡散障害による低酸素血症で生じる[3]．
    - 間質性肺炎における安静時の低酸素血症の原因はV_A/Q不均等分布によると考えられている[1]．
- 低酸素血症を有する症例では低酸素性血管攣縮により肺血管抵抗の上昇が著明となり，肺高血圧が進行していることもあるため[4]，本症例では，右心カテーテル検査の情報を抽出した．

2）この段階での考察は？

- 安静時の情報から，本症例もV_A/Q不均等分布，拡散障害を有していると考えられ，労作時低酸素を呈する可能性は高いと推測される．
- しかし，運動時にみられる低酸素血症の程度は，安静時の状態から正確に予測することはできない[1]とされ，運動時の評価が必要である．

1 思考プロセス

◆ 考察を支持する所見・否定する所見 ①事前情報から
※順位が同じ考察には番号にダッシュ（'）をつけた

考察（考慮すべき順）	考察を支持する所見	考察を否定する所見
❶' 肺胞低換気？	◎ PaO_2 低下，$PaCO_2$ 上昇 ◎ 拘束性換気障害 ◎ 肺容積減少	―
❶' 拡散障害？	◎ A-aDO_2 上昇 ◎ DLco 低下 ◎ 蜂巣肺	―
❶' シャント？	◎ A-aDO_2 上昇	―
❶' 換気血流不均等？	◎ A-aDO_2 上昇 ◎ 蜂巣肺	―
否定！ ❷ 肺高血圧症がある？	―	× 安静時肺動脈圧上昇なし
否定！ ❸ 酸素運搬能の障害がある？	―	× 心機能低下なし × 貧血なし

◆ 思考プロセス ①事前情報からの考察

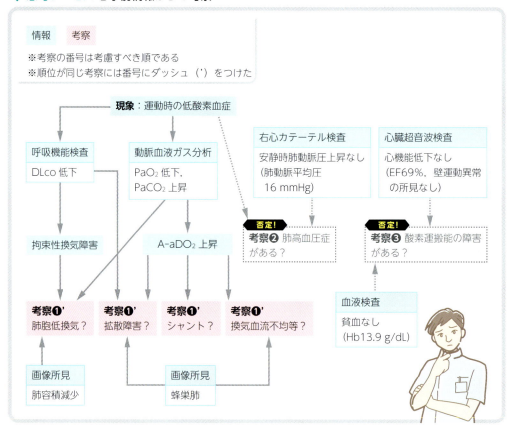

2 Check Point

Q1:呼吸機能検査からわかることは何か?

- 換気障害や肺拡散能力の程度を評価した.
- %努力肺活量が55.6%,1秒率が92.3%であり,拘束性換気障害を呈する.
- %DLcoは63.1%であり,拡散障害を有する.

Q2:動脈血ガス分析からわかることは何か?

- 酸素化や換気状態の程度を評価した.
- 安静時のPaO$_2$は64.2 mmHgであり,準呼吸不全である.
- ガス交換障害の指標であるA–aDO$_2$は25.78 mmHgである[※1].A–aDO$_2$の正常範囲は10±5 mmHgであり,本症例はA–aDO$_2$が開大している.

> **※1 A–aDO$_2$の算出法**
> 肺胞気式より,以下の通りである.
> P$_A$O$_2$ =(760 − 47)× F$_I$O$_2$ − P$_a$CO$_2$/R = 713 × 0.21 − 47.8/0.8 = 89.98 mmHg
> A–aDO$_2$ = P$_A$O$_2$ − P$_a$O$_2$ = 89.98 − 64.2 = 25.78 mmHg

Q3:右心カテーテル検査からわかることは何か?

- 肺高血圧症の有無を評価した.
- 肺動脈平均圧が16 mmHgであり,安静時の肺高血圧症(肺動脈平均圧≧25 mmHg)は呈していない.

> 酸素運搬量は後述の式で示される.
> 　酸素運搬量(mL/min)=動脈血酸素含量(mL/dL)×心拍出量(L/min)×10
> 　動脈血酸素含量(mL/dL)=1.34×Hb(g/dL)×SaO$_2$(%)/100+0.003×PaO$_2$(mmHg)
>
> このように,酸素運搬量はHbや心拍出量の影響も受ける.本症例の場合,心エコー所見では,左室駆出率(EF)69%,壁運動異常なし.Hb値は13.9 g/dLと正常値である.身体活動においてはガス交換障害のみならず,酸素運搬能も重要である.呼吸器疾患のみに目がとらわれないようにしたい.

2 主観的評価

1) 主観的評価の計画とその理由

- 日常生活での自覚症状(呼吸困難)を聴取し,呼吸困難が強く生じる状況や行動の範囲などを聴取していく.実際の行動範囲で低酸素血症の程度を評価し,対策を考慮する.

2) 問診

PT　日常生活ではどのようなときに息切れを感じますか?
患者　自分のペースで行動すればほとんど息切れを感じることはありません.他の人と一緒に歩いたり,急いで行動したりすると息が切れますね.これが困りますね.

PT いつ頃から，息切れを感じるようになりましたか？
患者 ここ1年くらいで段々と息切れを感じるようになってきました．
PT 外出はされますか？
患者 妻の買いものにはついていくけど，一緒に動くと息が切れるからもっぱら運転だけで，車の中で待っています．重いものを運ぶときは手伝うのですが，息が切れますね．
PT 他に運動する習慣はありますか？
患者 休みながら散歩をするようにしています．200 mくらいで立ち止まって休憩しています．歩く時間よりも休憩する時間の方が長くなってきましたね．
PT 屋内の行動で息切れはありますか？
患者 特にないです．とりわけゆっくり行動しなくても息は切れませんね．家事は妻が行ってくれますし，階段をのぼると息がきれますが，2階へ行くことはありません．
PT 入浴はいかがでしょうか？
患者 咳はでますが，息切れは感じません．

症例 ②主観的評価から得た情報

息切れの経過：1年の経過で徐々に労作時の息切れを感じるようになってきており，慢性的な悪化の経過である．
息切れの程度：mMRC（表1）はグレード2．
その他：歩行の他に息切れを感じる動作は，重量物の運搬，階段昇降など．外出はしているが身体活動性の低下には注意が必要．

症例 ③追加情報

安静時の酸素化：準呼吸不全
呼吸機能検査：%DLco低下
心機能：心不全や安静時の肺高血圧症は否定された．

表1 呼吸困難の評価：mMRC

グレード分類	呼吸困難の程度
0	激しい運動をしたときだけ息切れがある
1	平坦な道を早足で歩く，あるいは緩やかな上り坂を歩く時に息切れがある
2	息切れがあるので，同年代の人より平坦な道を歩くのが遅い，あるいは平坦な道を自分のペースで歩いている時，息切れのために立ち止まることがある
3	平坦な道を約100 m，あるいは数分歩くと息切れのために立ち止まる
4	息切れがひどく家から出られない，あるいは衣服の着替えをする時にも息切れがある

3) この段階での考察は？

- 拡散障害，V_A/Q不均等分布，肺胞低換気，右→左シャントなどにより酸素の取り込み能力が障害されている．酸素運搬能は保たれている．
- 歩行速度の増加や階段昇降・運搬作業など運動負荷量の高い動作で息切れを生じている．

酸素消費量の多い行動で息切れを感じており，息切れが強い動作と低酸素の関連が予想される．
- 運動に伴い，酸素消費量が酸素供給量を上回ると低酸素を生じるため，酸素消費量の増大が推測される．

思考プロセス

◆ 考察を支持する所見・否定する所見 ②主観的評価から　※青字は新たな所見

考察（考慮すべき順）	考察を支持する所見	考察を否定する所見
❶' 肺胞低換気？	◎ PaO_2 低下，$PaCO_2$ 上昇 ◎ 拘束性換気障害 ◎ 肺容積減少	―
❶' 拡散障害？	◎ $A-aDO_2$ 上昇 ◎ DLco 低下 ◎ 蜂巣肺	―
❶' シャント？	◎ $A-aDO_2$ 上昇	―
❶' 換気血流不均等？	◎ $A-aDO_2$ 上昇 ◎ 蜂巣肺	―
NEW ❷ 酸素消費量増大？	◎ 歩行速度増大・運動負荷量増大で息切れ	―

◆ 思考プロセス ②主観的評価からの考察

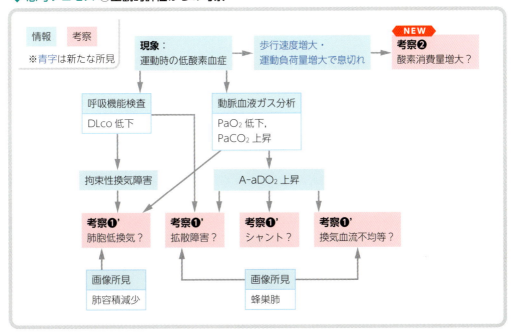

第3章－3. 間質性肺炎

3 身体的評価

1) 身体機能評価とその解釈

	評価項目	目的	結果	解釈
1	安静時のフィジカルアセスメント	病態の進行の程度やリスクの評価	・聴診では両側下肺野で捻髪音 ・浅速呼吸 ・バチ指 ・呼吸補助筋肥厚なし ・四肢の浮腫なし ・頸静脈の怒張なし	・肺の線維化による肺コンプライアンスの低下 ・慢性的な低酸素血症の可能性 ・明らかな心不全徴候の否定
2	200 m自由歩行	通常歩行速度での低酸素評価	・SpO_2 91%→74% ・呼吸困難修正Borgスケール5 ・下肢疲労修正Borgスケール5 ・呼吸数 42回/min ・心拍数 140 bpm	通常歩行速度でも運動誘発低酸素血症[※2]を呈する
3	6分間歩行試験	・日常生活における機能障害の重症度の評価 ・最大運動負荷時の低酸素評価	・歩行距離 512m ・最低SpO_2 63% ・呼吸困難修正Borgスケール7 ・下肢疲労修正Borgスケール7 ・呼吸数 54回/min ・心拍数 140 bpm	・著明な運動誘発低酸素血症 ・頻呼吸

Pit Fall 低酸素血症を有する場合も,SpO_2の値だけに捕らわれず,自覚症状や呼吸状態も評価する.呼吸困難の程度を直接患者が定量的に評価する方法に修正Borgスケール(第3章-2参照)などがある.

memo ※2 運動誘発低酸素血症
運動誘発低酸素血症は,安静時には低酸素血症を認めず運動に伴って生じる低酸素血症(通常,運動に伴うSpO_2低下が4%以上)である[5].

2) 思考プロセス

① 思考プロセス

- バチ指を呈することから,慢性的な低酸素血症の可能性がある.また心不全のアセスメントも必要となる.
- 考察に労作時頻呼吸による浅速呼吸で死腔換気量増加を追加する.
- 運動時の肺動脈圧を簡便に測定する方法はないが,労作時の低酸素があるため,考察として運動時肺高血圧を追加する.

◆ 考察を支持する所見・否定する所見 ③**身体的評価後**　※青字は新たな所見

考察(考慮すべき順)	考察を支持する所見	考察を否定する所見
❶' 肺胞低換気?	◎ PaO_2低下,$PaCO_2$上昇 ◎ 拘束性換気障害 ◎ 肺容積減少	—

(次ページに続く)

(続き)

考察（考慮すべき順）	考察を支持する所見	考察を否定する所見
❶' 拡散障害？	◎ A-aDO$_2$ 上昇 ◎ DLco 低下 ◎ 蜂巣肺	—
❶' シャント？	◎ A-aDO$_2$ 上昇 ◎ 運動時肺高血圧の可能性	—
❶' 換気血流不均等？	◎ A-aDO$_2$ 上昇 ◎ 蜂巣肺 ◎ 運動時肺高血圧の可能性	—
❷ 酸素消費量増大？	◎ 歩行速度増大・運動負荷量増大で息切れ	—
NEW ❸ 運動時肺高血圧の可能性？	◎ 運動時の低酸素症	✕ 安静時肺動脈圧上昇なし
NEW ❹ 死腔換気量増加？	◎ 労作時頻呼吸による浅速呼吸	—
NEW ❺ 慢性的な低酸素血症？	◎ バチ指	✕ 安静時肺動脈圧上昇なし
否定！ ❻ 心不全？	—	✕ 下肢浮腫・頸静脈怒張なし

◆ 思考プロセス ③身体的評価後の考察

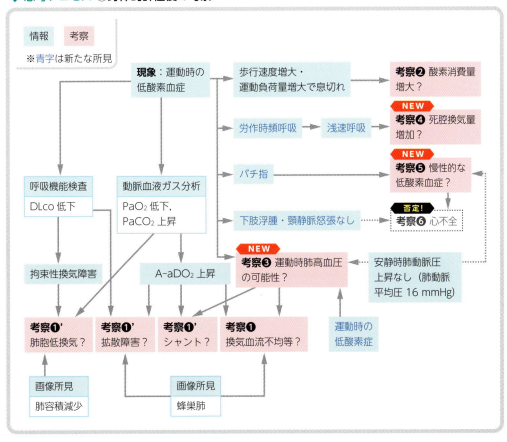

第3章-3. 間質性肺炎　125

2 Check Point

Q1：運動誘発低酸素血症を呈した理由は？

- 安静時動脈血ガスが正常域にあるIPF患者でも，歩行などの運動によって著しい低酸素血症に陥ることがある．これは運動によって，A-aDO$_2$が増大するためと考えられている[1]．
- 慢性的な低酸素血症を有している場合は，バチ指が生じることがある．
- 急性増悪や心不全を呈していないことの確認が必要である．

Q2：IPF患者における頻呼吸のメリット・デメリットは？

- 本症例では，運動に伴い，著明な呼吸数の上昇を認めている．
- IPF患者では軽い運動時の換気増加は一回換気量ではなく主に呼吸数が増加して，分時換気が上昇する[1]．この浅速呼吸パターンは胸腔内圧を高める必要がないため，拘束性換気障害では呼吸仕事量は減るというメリットを有するが，死腔換気が増加してしまう[6]．

Q3：運動時の肺高血圧を考慮する理由は？

- IPF患者で，安静時に肺高血圧がみられることはまれであり，初期の段階では運動時のみの肺高血圧がみられる[1]．
- 肺動脈では低酸素により平滑筋が収縮し（低酸素性肺血管攣縮），換気不良な肺胞への血流を減少させる[2]．
- 肺動脈の低酸素性肺血管攣縮は，右心負荷を高める危険性がある．さらに一回拍出量の増加が障害される二次的な循環不全も生じ，混合静脈血酸素分圧がさらに低下する[7]．拡散障害を有する場合は，運動による肺血流速度の増大により酸素を受けとれない血流が増大し，さらなるPaO$_2$の低下をきたすと考えられる[3]．

4 初回の治療アプローチ（表2）

- 酸素投与およびインターバルトレーニングでの運動に対する効果を評価する．

1）初回の治療検討項目

◆ 治療検討項目を支持する所見・否定する所見

治療検討項目	支持する所見	否定する所見
❶ 運動誘発低酸素血症はある？	◎ 運動時のSpO$_2$の低下 ◎ 運動時頻呼吸	―
❷ 酸素投与での自覚症状の改善はある？	酸素投与・運動形態による反応の変化 ◎ 運動時間の延長 ◎ SpO$_2$最低値の軽減 ◎ 同一運動時間での自覚症状の改善	―
❸ プログラムで配慮すべきポイントは？		× 運動強度を下げずに運動療法可能
❹ 酸素投与やモニタリングが可能な環境？	◎ 中央配管から酸素投与可能 ◎ パルスオキシメータあり	―

◆ 治療検討の思考プロセス

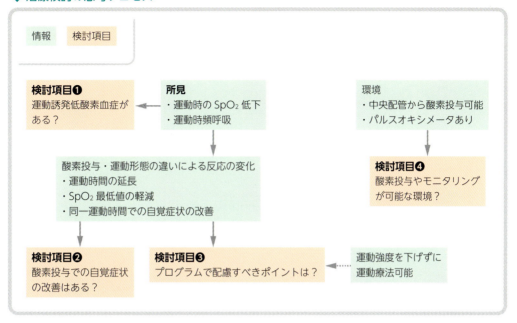

表2 身体的評価（再評価項目）

	評価項目	目的	結果	解釈
1	定常運動負荷試験 ・54 W ・室内気	運動時の酸素投与が運動誘発性低酸素血症の防止，運動時間の延長が図れるかを評価	・時間 4分15秒 ・最低 SpO_2 69% ・呼吸困難修正Borgスケール 10	—
2	定常運動負荷試験 ・54 W ・鼻カニューレ4 L/min		・時間 7分0秒 ・最低 SpO_2 78% ・呼吸困難修正Borgスケール 10	酸素投与により ・運動持続時間延長 ・最低 SpO_2 改善
3	インターバルトレーニング ・54 W ・鼻カニューレ6 L/min	インターバルトレーニングと酸素流量増量で運動継続が可能か評価する	・合計運動時間 40分 ・最低 SpO_2 90% ・呼吸困難修正Borgスケール 7	・運動継続可能 ・運動誘発性低酸素血症防止 ・呼吸困難の改善

方法：自転車エルゴメータを使用．
強度：多段階運動負荷試験から得られた最大仕事量の80％の強度とする．本症例では54 W.

 酸素療法においてはインシデントなどに注意が必要である．適切な酸素流量が流れていることの確認・流量計などの破損や故障がないことの確認・酸素チューブなどに引っかからないような環境設定など十分に注意する．

2）初回治療後の評価と解釈

治療検討のための思考プロセス

● 定常運動負荷試験を用いて，酸素投与の効果を比較した．

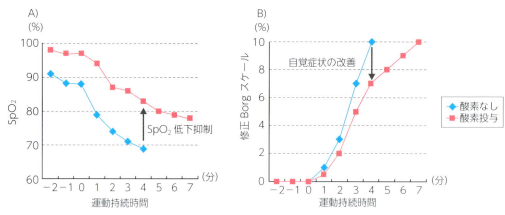

図3　定常運動負荷試験による酸素投与の比較
酸素投与（鼻カニューレ 4 L/min）にて SpO_2 の低下が抑制され（A），同一時間での自覚症状は改善（B），運動持続時間は延長した．

- ▶ 酸素投与（鼻カニューレ 4 L/min）で同一運動時間での自覚症状は改善し，運動持続時間は延長した（図3）．
- ▶ 一方，最低 SpO_2 は 78％であり，鼻カニューレ 4 L/min での酸素投与では運動誘発性低酸素血症は十分防止しきれていない．
- インターバルトレーニングと酸素流量増量を行うことで運動誘発性低酸素血症の軽減や自覚症状改善，運動時間の延長が図れるか検討した．
- 酸素投与とインターバルトレーニングで最低 SpO_2 は 90％程度となり，合計 40 分の運動が可能となった．
- 酸素投与により SpO_2 の低下を防ぐことで，運動持続時間の延長や自覚症状の改善が得られたが，低酸素が生じており，さらに酸素投与量の増量を考慮した．
- 供給酸素濃度を増量したうえで，インターバルトレーニングを行うことは運動負荷強度を落とすことなく下肢による全身持久力トレーニングを可能とした．
- 酸素投与量の増量やインターバルトレーニングを用いても低酸素が問題になる場合は運動強度の軽減も必要となりうる．
- 酸素投与下での運動時には，酸素供給システムや生体のモニタリングを十分行う必要がある．

Check Point

Q1：酸素投与の有無で比較した理由は？

- 運動中に酸素補給すると，運動による低酸素血症は改善し，運動能力も向上することが報告されている[1, 8]が，実際に運動時の酸素投与が運動誘発性低酸素血症の防止，運動時間の延長が図れるかを評価する．
- 運動誘発性低酸素血症を認める場合には運動強度の調節を行うよりも，酸素投与および流量を増やす[1, 5]ことが推奨されている．

A) 酸素流量と吸入酸素濃度（FiO_2）

鼻カニューレ		簡易酸素マスク	
酸素流量	FiO_2	酸素流量	FiO_2
1 L/min	0.24	5 L/min	0.4
2 L/min	0.28	6 L/min	0.5
3 L/min	0.32	7 L/min	0.6
4 L/min	0.36	−	−
5 L/min	0.40	−	−
6 L/min	0.44	−	−

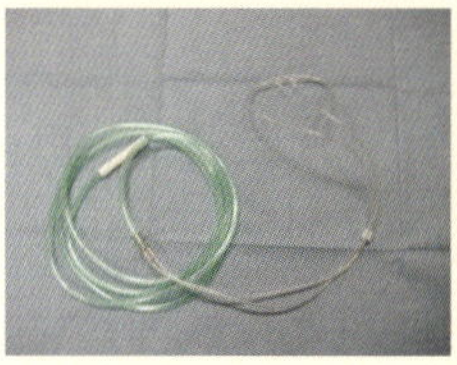

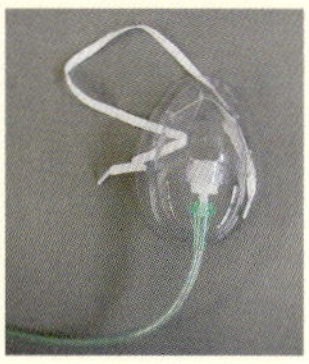

B) リザーバー付鼻カニューレの酸素流量に相当する鼻カニューレの酸素流量

リザーバー付鼻カニューレの酸素流量	鼻カニューレの酸素流量
1 L/min	3 L/min
2 L/min	4 L/min
3 L/min	5.5 L/min
4 L/min	6.5 L/min
5 L/min	7.5 L/min
6 L/min	8.5 L/min
7 L/min	9.5 L/min

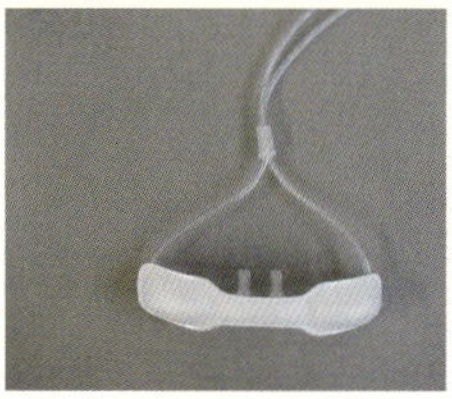

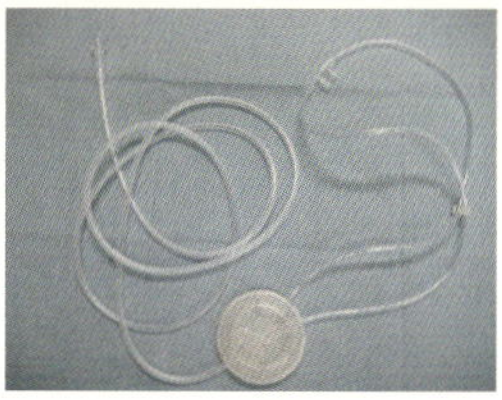

図4　酸素投与の方法
A) 低流量システムにおける適正酸素流量の範囲とFiO_2の関連．
B) リザーバー付鼻カニューレは高濃度酸素吸入法としてではなく，酸素消費節約を目的に使用される．

- 酸素投与は肺胞気式のFiO_2を上げ，肺胞気酸素分圧（P_AO_2）を上昇させる．その結果，PaO_2，SpO_2は上昇する．PaO_2とSpO_2の上昇は，
  【動脈血酸素含量（mL/dL）＝1.34×Hb（g/dL）×SaO_2（％）/100＋0.003×PaO_2（mmHg）】
  の式より，動脈血酸素含量を増大させ，骨格筋への酸素運搬量の増大が期待できる．
- 今回の結果から，運動療法中に酸素投与を行うことは有効と評価した．

Q2：酸素投与量の目安は？

- 酸素投与量は，SpO_2 90％以上を維持できる流量が望ましい[5]とされるが，病態・肺高血圧の程度や肺性心の有無を把握し症例ごとに医師などと検討することが必要である[9]．
- 間質性肺炎では，慢性閉塞性肺疾患（COPD）で通常適応される酸素流量より高流量の酸素投与が必要である．
- 吸入酸素濃度の増量を考慮し，酸素流量を鼻カニューレで6 L/minへ増量を検討した．

 鼻カニューレ 6 L/min以上の流量は鼻粘膜への刺激やFiO_2の上昇を期待できないことから推奨されない[10]．

Q3：さらに吸入酸素濃度を増量したい場合は？

- 簡易酸素マスクやリザーバー付鼻カニューレ（図4）の使用を考慮する．

 それぞれの酸素供給システムには適正酸素流量があるため，定められた範囲内で使用する．

Q4：運動中の酸素投与の注意点は？
- 鼻カニューレを用いて評価する場合は，呼吸様式が鼻呼吸で行えているかも評価する．口呼吸になる場合は酸素濃度が十分上昇しない．
- 鼻カニューレでは，吸入酸素濃度は同じ酸素流量であっても，低換気では上昇し，過換気では低下する[10]．しかし，大きくゆっくりした呼吸パターンへの是正は呼吸仕事量を増大させる可能性がある．

Q5：運動中の酸素投与だけでは運動誘発性低酸素血症を防ぎきれない場合は？
- インターバルトレーニングを行うことが運動誘発低酸素血症の症例では検討される[5]．
- 非侵襲的陽圧換気を併用する方法もある[5]．

3）運動処方

- 下肢による全身持久力トレーニングの運動処方する．
- 強度は多段階運動負荷試験から得られた最大仕事量の80％の強度とし，本症例では54 Wから開始．運動強度は漸増させていく．
- 酸素投与は鼻カニューレ6 L/minで行う（図5）．
- 自転車エルゴメータを用いたインターバルトレーニング（ペダリング30秒，休息30秒をくり返す）を，合計運動時間40分を目標として行う（図6）．
- 運動療法中は，パルスオキシメータによるSpO_2のモニタリング下で行う．

前述の通り，運動誘発低酸素を有する症例では，右心負荷も注意が必要であり，息切れの増大や体重増加も注意して評価していく必要がある．

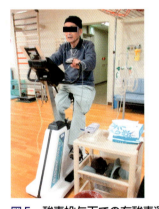
図5 酸素投与下での有酸素運動

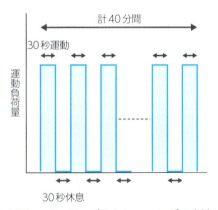
図6 インターバルトレーニングの方法

5 20週間後の再評価

1）問診

PT 日常生活での息切れはいかがですか？

患者 動いたときの息切れは軽くなりました．同じ年の友人と一緒に歩けるようになっていろいろ出歩けるようになりました．

PT 早足で歩いたり，緩やかな坂道を歩くときはいかがですか？

患者：坂道は緩やかでも息がきれますね．
PT：では，パルスオキシメータをつけて一緒に歩いてみましょう．
患者：（100 m歩行）この位は大丈夫です．急いで200 mくらい歩くと，爪の色が紫になっていますね．

> **症例** ④20週間後の主観的評価から得た情報
>
> **息切れの経過**：運動療法で息切れは改善．
> **息切れの程度**：mMRCはグレード1．
> **その他**：速歩でチアノーゼを呈している．
>
> **症例** ⑤追加情報
>
> **運動耐容能**：改善．通常歩行速度でもSpO_2は低下する．

2）検討項目の再評価

	評価項目	目的	結果	解釈
1	6分間歩行試験	運動耐容能改善の評価	・歩行距離 568 m	運動耐容能改善
2	定常運動負荷試験	運動耐容能改善の評価	・運動時間 7分30秒	運動耐容能改善
3	200 m自由歩行	室内気と酸素ボンベでの酸素吸入で歩行比較	・室内気 SpO_2 91%→75%，修正Borgスケール 6 ・酸素投与連続流 2 L/min SpO_2 96%→82%，修正Borgスケール 4 ・酸素投与連続流 4 L/min SpO_2 97%→90%，修正Borgスケール 3 ・呼吸同調装置 4 L/min SpO_2 96%→84%，修正Borgスケール 4	酸素投与により ・歩行時の最低SpO_2改善 ・呼吸困難改善 酸素流量増量で効果は大きい．呼吸同調装置では効果はやや劣る．

3）検討項目後の解釈

- 下肢による全身持久力トレーニングにて6分間歩行試験，定常運動負荷試験は改善した．
- 間質性肺炎ではCOPDと比較して，著明な低酸素を呈していても自覚症状が軽い場合がある．
- 在宅での生活や運動療法時に運動誘発性低酸素血症が問題になる場合には，医師と相談し長期酸素療法が考慮される．

> **Pit Fall** 今回は便宜上運動療法を先に行ったが，長期酸素療法を導入したうえでの運動療法も考慮が必要である．

- IPF患者における長期酸素療法は，COPDと異なり，明らかな予後改善効果は証明されていない[11]が，呼吸困難の軽減，健康関連QOLの向上が期待される[1]．
- 本症例では自由歩行において酸素投与連続流4 L/minではSpO_2を90%に保ち，自覚症状

の改善も得られた．在宅器でのデマンドシステム4 L/minではSpO$_2$は連続流ほど保てていない．

 携帯型の酸素は濃縮器や液体酸素があり，生活環境を考慮して導入を行う．

- 中央配管や酸素ボンベからの酸素の連続流と比較して，呼吸同調装置の使用では酸素飽和度の低下を防止しきれないことが報告されている[12]．吸入酸素濃度の低下や，吸気トリガー回数の上限が原因と考えられ，実際に呼吸同調装置を用いた歩行でSpO$_2$を測定して適正流量を評価する．
- 携帯型の酸素の場合には使用流量上限や，デマンドシステムでのトリガー感度の問題など考慮する必要があり，インターバルでの在宅運動指導を実施する．

 頻呼吸によりデマンドが吸気をトリガーしないことがあり注意が必要である．

- 酸素流量増量やインターバルでの運動でも運動誘発性低酸素血症を有する場合は，ゆっくり行動することで酸素消費量の軽減，換気亢進の抑制により，低酸素血症を防止する動作指導を行う．

おわりに

- 運動誘発低酸素を呈する本症例は，A-aDO$_2$低下があり，運動療法時に酸素投与を行った．酸素投与のみでは低酸素を防止しきることができず，インターバルトレーニングを実施することで，高強度の全身持久力トレーニングを実施可能となり，運動耐容能の改善が得られた．
- 運動誘発低酸素を呈する症例へ効果的な高強度の運動負荷をかけるためには，酸素供給器具の特性を把握したうえで酸素供給方法や酸素濃度（流量）を考慮する．また，必要に応じてインターバルトレーニングも検討し運動強度を保つことが大切である．

文献

1) 「特発性間質性肺炎 診断と治療の手引き（改訂第2版）」（日本呼吸器学会 びまん性肺疾患診断・治療ガイドライン作成委員会/編），南江堂，2011
2) 「臨床呼吸機能検査第7版」（日本呼吸器学会肺生理専門委員会/編），メディカルレビュー社，2008
3) 小山田 吉孝：疾患と運動時低酸素血症，運動時低酸素血症の病態生理．呼吸と循環，162（6）：506-511，2014
4) 近藤康博，渡邉文子：COPDと間質性肺炎の最新動向，間質性肺炎の呼吸リハビリテーション．医学と薬学，72（6），1047-1051，2015
5) 「呼吸リハビリテーションマニュアル—運動療法—第2版」（日本呼吸ケアリハビリテーション学会呼吸リハビリテーション委員会ワーキンググループ，他/編），照林社，2012
6) 猪俣 稔：疾患と運動時低酸素血症 突発性肺線維症．呼吸と循環，162（6）：526-530，2014
7) 重田文子，他：疾患と運動時低酸素血症 肺高血圧症，呼吸と循環，62（6）：531-536，2014
8) Harris-Eze AO, et al：Oxygen improves maximal exercise performance in interstitial lung disease. Am J Respir Crit Care Med, 150：1616-1622, 1994
9) 小川智也：間質性肺炎．「今日の理学療法指針」（内山 靖/総編），375-377，医学書院，2015
10) 「酸素療法ガイドライン」，（日本呼吸器学会肺生理専門委員会/編），メディカルレビュー社，2006
11) Sharp C, et al：Ambulatory and short-burst oxygen for interstitial lung disease. Cochrane Database Syst Rev, 7：CD011716, 2016
12) Martí S, et al：Are oxygen-conserving devices effective for correcting exercise hypoxemia? Respir Care, 58：1606-1613, 2013

第4章

代謝疾患の
クリニカルリーズニング

1. 糖尿病
2. CKDの急性増悪

第4章 代謝疾患のクリニカルリーズニング

1. 糖尿病

> 血糖コントロールが不良であるが，どのような運動療法を行うか？

設楽達則

はじめに

虚血性心疾患や動脈硬化性疾患などの患者を担当すると糖尿病は多く遭遇する．循環器疾患の治療のために入院し，その際，はじめて糖尿病を指摘されることも少なくない．糖尿病治療の基本は食事療法・運動療法・薬物療法であり，運動療法のスペシャリストとして理学療法士が担う役割は大きい．

糖尿病を扱ううえで，糖尿病治療の開始直後は高血糖であるが，運動療法を進めていくうちに低血糖を起こすこともある．ここでは血糖コントロールが悪い症例を紹介する．

1 事前の情報整理

1）入手した情報は？

症例 ①医師からの情報

- **診断名**：糖尿病，冠攣縮性狭心症
- **年齢**：60歳　　**性別**：男性
- **身長**：176 cm　**体重**：71 kg　**BMI**：22.9
- **職業**：会社員　**家族構成**：妻と子の3人暮らし．
- **現病歴**：半年前より月に1回程度，胸部違和感を感じていた．特にきっかけはなく昼間や就寝中にも起こっていた．胸部違和感について消化器症状ではないかと思い，3カ月前に近医を受診．逆流性食道炎と診断され治療を開始したが，症状が改善しないため心疾患が心配になり循環器内科を受診（初診）した．精査の結果，冠攣縮性狭心症と診断された．この際，血液データからHbA1c 10.4％と高値であり（表1），糖尿病と診断され教育入院となった．入院後，眼科を受診し，糖尿病性網膜症は否定された（正常）．
- **喫煙歴**：40本×22年間〔喫煙指数（BI）＝880〕
- **嗜好品**：アルコール（機会飲酒）
- **冠危険因子**：高血圧症，脂質異常症　　**体温**：36.6 ℃
- **バイタルサイン**：血圧 145/88 mmHg，心拍数 61 bpm（心電図：洞調律），SpO_2 95 ％
- **胸部X線**：心胸郭比（CTR）45.3％．肋骨横隔膜角（CPA）は先鋭で，肺野に異常影はない．
- **冠動脈造影検査**：冠動脈に有意狭窄はなかったが（右冠動脈 #3 25％），アセチルコリン 25μgを右冠動脈に注入したところ胸部症状が誘発された．アセチルコリン負荷中，造影にて右冠動脈 #3 に99％の狭窄を認めた．
- **足関節上腕血圧比（ABI）**：右 1.18，左 1.19
- **心エコー検査**：左室駆出率（EF）65％，左室収縮良好，弁膜症なし．

心肺運動負荷試験（CPX）：
　嫌気性代謝閾値（AT）11.6 mL/min/kg（3.3 METs）
　最高酸素摂取量（peak VO$_2$）17.7 mL/min/kg（5.1 METs）
　呼吸代償点の心電図にてⅡ，Ⅲ，aVF，ST低下．心拍応答の低下は認めない．
内服薬：ダパグリフロジン（**SGLT2阻害薬**[※7]），ベニジピン（冠動脈拡張薬），一硝酸イソソルビド（冠動脈拡張薬），ロスバスタチン（スタチン系コレステロール低下薬），アスピリン（抗血小板薬）

表1　血液生化学検査所見

HbA1c	10.40%	eGFR[※5]	104 mL/min/1.73 m^2
空腹時血糖	221 mg/dL	尿糖	4＋
空腹時血中インスリン値	13.4 μU/mL	尿蛋白[※5]	±
空腹時血中Cペプチド[※1]	3.0 ng/mL	尿ケトン[※6]	±
Cペプチドインデックス[※2]	1.36	総コレステロール	234 mg/dL
HOMA-IR[※3]	7.3	中性脂肪	152 mg/dL
尿中Alb	122.9 μg/mL	HDLコレステロール	40 mg/dL
尿中Cr	106.6 mg/dL	LDLコレステロール	150 mg/dL
尿中Alb/Cr比[※4]	115.2		

memo

※1 Cペプチド（CPR）[1,2]
プロインスリン（インスリンの前駆物質）が膵臓ランゲルハンス島β細胞で切断されることにより，インスリンと等モルで分泌されるペプチド．Cペプチドを測定することによってインスリン療法中の患者でも内因性インスリン分泌能を推測することができる．空腹時血中Cペプチドが0.6 ng/mL未満であれば，インスリン分泌が高度に低下した状態（インスリン依存状態）と考えられる．

※2 Cペプチドインデックス（CPI）[1]
CPI＝空腹時血中Cペプチド値（ng/mL）/空腹時血糖値（mg/dL）×100
インスリン分泌能の指標．1.2以上の場合は食事・経口薬治療で，0.8未満の場合はインスリン治療で良好な血糖コントロールが得られるといわれる．

※3 HOMA-IR[1]
HOMA-IR＝空腹時インスリン値（μU/mL）×空腹時血糖値（mg/dL）/405
インスリン抵抗性の簡便な指標の1つ．空腹時血糖値140 mg/dL以下の場合で信頼性が高い．1.6以下の場合は正常．2.5以上の場合にインスリン抵抗性があると考えられる．

※4 尿中Alb/Cr比（ACR）[1]
3～6カ月に1回，定期的に測定することで，尿蛋白の出現前に腎の変化が見出せる．Alb尿の基準は，正常Alb尿：＜30 mg/g Cr，微量Alb尿：30～299 mg/g Cr，顕性Alb尿：≧300 mg/g Crと定義されている．

※5 尿蛋白，eGFR（推算糸球体濾過量）
腎症進展の指標．尿蛋白は尿中Alb/Cr比に代わるものである（**表2**）．

※6 ケトン体[2,3]
絶食やインスリン作用低下などによって糖がエネルギーとして使用できなくなった場合に，中性脂肪が分解されて脂肪酸となって燃焼され，ケトン体が産生される．空腹時血糖250 mg/dL以上で尿ケトン体陽性，陰性でも空腹時血糖300 mg/dL以上の場合には，運動後のさらなる血糖上昇やケトーシスの誘発・増悪をきたすことがあるため運動すべ

きではない．

※7 SGLT2阻害薬[1)]
近位尿細管でのブドウ糖の再吸収を抑制することで，尿糖排泄を促進し，血糖低下作用を発揮する糖尿病治療の新薬．インスリンとは独立した作用を示すため，単独使用では低血糖をきたす可能性は低い．

2）この段階での仮説は？

1 思考プロセス

- 情報を整理し，高血糖の原因について仮説を立ててみる．
- 仮説を肯定する所見だけでなく，否定する所見についても考慮する．

◆ 仮説を支持する所見・否定する所見 ①事前情報から

※順位の同じ仮説には番号にダッシュ（'）をつけた

仮説（可能性の高い順）	仮説を支持する所見	仮説を否定する所見
❶' インスリン抵抗性が高い？	◎ 高血糖 ◎ Cペプチド正常 ◎ Cペプチドインデックス正常 ◎ HOMA-IR 高値	× BMI < 25
❶' インスリン分泌が少ない？	ー	× 高血糖 × Cペプチド正常 × Cペプチドインデックス正常
❷ 過食？	◎ 高血糖	ー
❸ 動脈硬化が進んでいる？	◎ 糖尿病 ◎ 高血圧症 ◎ 脂質異常症 ◎ 喫煙歴 ◎ 冠攣縮性狭心症	× ABI 正常 × ST 変化なし
❹ 糖尿病合併症がある？	◎ 腎症 第2期	× 糖尿病性網膜症なし

◆ 思考プロセス ①事前情報からの仮説

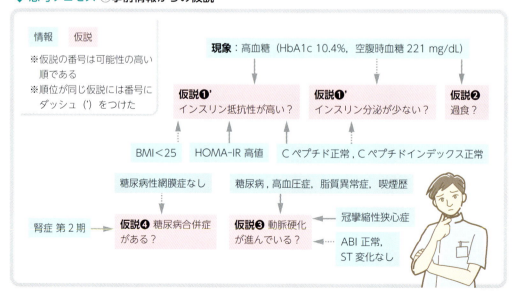

2 Check Point

Q1：インスリン抵抗性が高血糖の原因ではないか？

- Cペプチド，Cペプチドインデックスの値からインスリン非依存（インスリンは十分に分泌されている）状態といえる．
- 肥満ではないがHOMA-IR高値で**インスリン抵抗性が高い**と推察される．

Q2：動脈硬化病変はどうか？

- 冠動脈に有意狭窄はなかったが，右冠動脈 #3 25％の狭窄がみつかった．
- 徐々に動脈硬化が進んできていることがわかる．
- ABIは正常値であり，下肢閉塞性動脈硬化症の疑いはない．
- CPXにてpeak時であってもST変化はみられない．
- peak以下の運動負荷であれば心筋虚血は起きないと解釈する．
- インスリン抵抗性を基盤として，耐糖能異常，高血圧，高トリグリセリド血症，低HDLコレステロール血症，高インスリン血症は合併しやすく，最終的には虚血性心疾患に至りやすいことが知られており[4, 5]，動脈硬化がはじまっていると考えられる（冠攣縮性狭心症）．
- 糖尿病になる前から（前段階である糖代謝異常の時期から）動脈硬化は進んでいる（**図1**）[6]．
- たとえ，糖尿病と診断されていなくても，IGTなどが確認されていれば，狭心症や心筋梗塞を発症するリスクは十分にある．

Q3：糖尿病合併症の有無は？

- 長時間持続する高血糖により，腎糸球体で血管周囲の結合組織が増生し，糸球体構造の破壊，そして機能障害が起こる．
- 尿中Alb値（122.9 μg/mL），eGFR（104 mL/min/1.73 m^2）から本症例の病期は第2期（早期腎症期）と判断される（**表2**）．
- 本症例は糖尿病性網膜症がなく，糖尿病性腎症は第2期（早期腎症期）であり，ATレベル以下の有酸素運動であれば問題なく行える．糖尿病神経障害については現段階では不明な

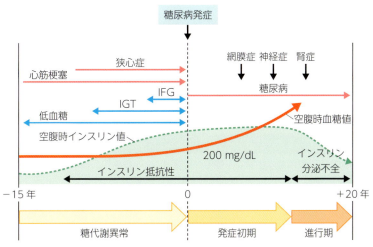

図1 糖代謝異常の進展と虚血性心疾患
IFG：空腹時血糖異常，IGT：耐糖能異常
文献6を参考に作成

表2　糖尿病性腎症病期分類

病期	尿Alb値（mg/gCr）あるいは尿蛋白値（g/gCr）	GFR (eGFR)	運動
第1期（腎症前期）	正常Alb尿（30未満）	30以上	原則として糖尿病の運動療法を行う
第2期（早期腎症期）	微量Alb尿（30〜299）	30以上	原則として糖尿病の運動療法を行う
第3期（顕性腎症期）	顕性Alb尿（300以上）あるいは持続性蛋白尿（0.5以上）	30以上	・原則として運動可 ・ただし病態によりその程度を調節する ・過激な運動は避ける
第4期（腎不全期）	問わない	30未満	体力を維持する程度の運動は可
第5期（透析療法期）	透析療法中	ー	・原則として軽運動 ・過激な運動は不可

文献7を改変して転載

点が多く精査が必要だが，CPXでの心拍応答は正常で自律神経障害もないことがわかる．

 本症例は有意狭窄はないが，冠動脈の動脈硬化がはじまっている．狭心症や心筋梗塞は血管内の隆起性病変が原因であり，徐々に狭窄，あるいは急速に閉塞する．たとえ有意狭窄ではなくても肥厚した内膜（プラーク）の破綻によって急性心筋梗塞を起こすこともある．

2 主観的評価（第2病日）

1）主観的評価の計画とその理由

- 臨床推論の過程で高血糖の原因となる構造だけでなく，血糖コントロール不良に関連する潜在的な要素を理解する必要がある（**表3**）．
- 運動療法によるリスク管理として低血糖症状を確認しておく．低血糖の初期症状は患者によってさまざまであるため，患者本人からあらかじめ聴取する．特に運動中，運動直後の低血糖症状には注意する（**表4**）．
- 血糖測定器を準備しておき，必要なときは患者自身または看護師に測定してもらう．
- 運動療法中に冠攣縮が起こる可能性もあるため，具体的な狭心症状を聴取しておく．

表3　主観的評価での確認事項
・食生活や運動習慣
・仕事内容
・仕事，趣味に対する満足度
・服薬コンプライアンス
・糖尿病合併症の有無

表4　低血糖症状

血糖値	症状			
70 mg/dL以下	自律神経症状	・異常な空腹感 ・動悸 ・手足のふるえ	・不安感 ・あくび	血糖を上昇させようとするインスリン拮抗ホルモンとしての症状．
50 mg/dL以下	中枢神経症状	・集中力の低下 ・脱力，倦怠感 ・眠気	・発汗 ・ろれつが回らない ・錯乱	脳がエネルギー源をほとんどブドウ糖に頼っているための症状．
30 mg/dL以下	昏睡			

文献6より引用

2）問診

- **PT**：食事の量と回数はどれくらいですか？　水分補給には何を飲みますか？
- **患者**：量は人並みだと思います．1日3回です．平日の昼食は外食で，夕食はデザートに果物を食べます．飲みものはスポーツドリンクや炭酸飲料です．
- **PT**：運動の時間や量はどれくらいですか？
- **患者**：ほとんどしていません．通勤も車です．
- **PT**：お仕事はどんなことをしていますか？
- **患者**：事務職で，デスクワークです．
- **PT**：趣味はありますか？
- **患者**：以前はテニスをしていました．できればまたやりたいです．
- **PT**：出された薬は飲んでいますか？
- **患者**：飲んでいます．
- **PT**：目に異常を感じることはありますか（糖尿病性網膜症）？
- **患者**：特別感じません．
- **PT**：腎臓の機能が少し悪いようですが，尿が少なかったり，むくみがあったりしませんか？
- **患者**：ありません．
- **PT**：足の裏の感覚はどうですか（糖尿病神経障害）？
- **患者**：問題ないと思います．
- **PT**：低血糖症状を経験したことはありますか？
- **患者**：ありません．
- **PT**：胸の違和感を感じるときは，具体的にどんな感じですか？
- **患者**：喉の辺りが気持ち悪くなるんです．

症例　②主観的評価から得た情報

食生活：外食時は過食（摂取カロリー・塩分量過多）の可能性がある．果物やスポーツドリンク，炭酸飲料の過剰摂取．
運動習慣：なし
仕事内容：事務職（デスクワーク）
趣　味：テニス
服薬コンプライアンス：良好
糖尿病性合併症：自覚症状なし．

3）この段階での仮説は？

① 思考プロセス

- 血糖コントロールの状況を踏まえて，事前に収集した情報からの仮説と，問診後の新たな情報を検討する．

◆ 仮説を支持する所見・否定する所見 ②主観的評価から　※青字は新たな所見

仮説（可能性が高い順）	仮説を支持する所見	仮説を否定する所見
❶' インスリン抵抗性が高い？	◎ 高血糖 ◎ Cペプチド正常 ◎ Cペプチドインデックス正常 ◎ HOMA-IR 高値	× BMI＜25
否定！ ❶' インスリン分泌が少ない？	−	× 高血糖 × Cペプチド正常 × Cペプチドインデックス正常値
NEW ❶' 摂取カロリーが多い？	◎ 外食時の摂取カロリー過多 ◎ 果物・清涼飲料水の過剰摂取	−
NEW ❶' 消費カロリーが少ない？	◎ デスクワーク ◎ 運動習慣なし	−
❷ 動脈硬化が進んでいる？	◎ 糖尿病 ◎ 高血圧症 ◎ 脂質異常症 ◎ 喫煙歴 ◎ 冠攣縮性狭心症	× ABI 正常 × ST 変化なし
❸ 糖尿病合併症がある？	◎ 腎症 第2期	× 糖尿病性網膜症なし × 糖尿病神経障害の自覚症状なし（要精査）

◆ 思考プロセス ②主観的評価からの仮説

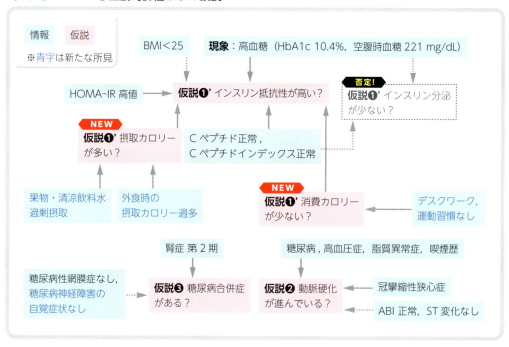

2 Check Point

Q1：摂取カロリー過多の仮説を裏付ける情報は？
- 果物が好物であること，清涼飲料水を常飲していることで高血糖を招いている．
- 平日の昼食は毎日外食で摂取カロリー・塩分量ともに過多であると思われる．外食は主に洋食であり糖質のほかに脂質，塩分も多く含むため，それぞれ脂質異常症，高血圧症の原因にもなっている．
- 本症例では過食による体脂肪量の増加でインスリン抵抗性が増大していると考えられる．

Q2：運動不足の仮説を裏付ける情報は？
- 仕事は事務職でデスクワークが中心であり，多忙のため運動習慣はない．
- 運動不足による体脂肪の蓄積でインスリン抵抗性が増大していると考えられる．

Q3：高血糖の原因は？
- Cペプチドが正常，Cペプチドインデックスが正常であることから，インスリンの分泌は正常といえる．そのため，インスリン分泌が少ないという仮説は否定される．
- 過食と運動不足によりインスリン抵抗性が増大し，高血糖となっていると考えられる．

> **Pit Fall** 糖尿病患者の場合，複数の合併症を潜在的に抱えていることがあるため，運動療法の禁忌に当てはまらないことを確認してからプログラム立案へと進むことが大切である．

3 身体的評価（第3病日）

- 糖尿病患者は高血糖や筋の脂肪化，糖尿病神経障害などが原因で筋力低下を起こすことがある．筋力低下は運動耐容能の低下，歩行能力の低下につながる．
- 筋力低下や糖尿病神経障害の合併によりバランス能力が低下することがある．
- 運動不足，高血糖による弊害を推測し，評価する．バランス能力の低下は歩行能力の低下，転倒リスクの増加につながる．

1）身体機能項目とその解釈

	評価項目	目的	結果	解釈
1	骨格筋指数[※8]	サルコペニアの有無の確認	17.6 kg/m²	サルコペニアではない（男性≦6.87 kg/m²，女性≦5.46 kg/m²でサルコペニアとされる[8]）
2	体脂肪率	筋の脂肪化の推測	23.8%	筋の脂肪化の可能性（脂肪筋）（標準範囲：男性10〜20%，女性20〜30%）
3	アキレス腱反射（図2a）	末梢神経障害の有無の確認	正常	末梢神経障害はない
4	足関節内果の振動覚（図2b）	感覚障害の確認	正常	足底感覚障害はない
5	足底感覚（図2c）	感覚障害の確認	モノフィラメント 3.61（正常）[9]	足底感覚障害はない

（次ページに続く）

（続き）

	評価項目	目的	結果	解釈
6	膝伸展筋力	筋力の確認	41.9 kgf，体重比59%	・筋力低下は認めない ・体重比としてはやや低下 （同年代の参考基準値40.0 kgf，体重比64%)[10]
7	握力	筋力の確認	41.0 kg	筋力低下は認めない （同年代男性の参考基準値33.4 kg)[11]
8	閉眼片脚立位保持時間	静的バランス能力の確認	7秒	・平均的なバランス能力である ・末梢神経障害はない （同年代の参考基準値7.05秒)[12]
9	Functional reach	動的バランス能力の確認	38.0 cm	・転倒リスクは低い ・重度な筋力低下や神経障害の可能性は低い （15.2〜25.4 cmで転倒発生率2倍，15.2 cm以下で4倍)[13]
10	歩容	筋力・動的バランス能力の確認	・独歩 ・歩行バランスは良好	歩行障害があるほどの筋力低下や神経障害はない
11	6分間歩行距離[※9]	運動耐容能	535 m（Borgスケール息切れの程度：13，下肢の疲労感：15）（予測値：597 m）	・予測値よりやや劣る ・運動耐容能は軽度低下

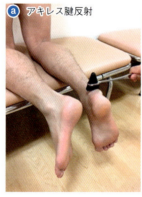 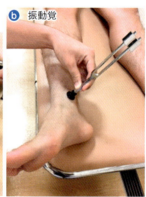 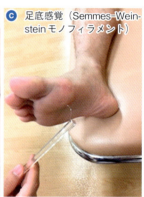

ⓐ アキレス腱反射　ⓑ 振動覚　ⓒ 足底感覚（Semmes-Weinsteinモノフィラメント）

図2　糖尿病神経障害の評価
アキレス腱反射は低下もしくは消失，振動覚は音叉の振動の感知が10秒以下，足底感覚は5.07/10 g以上が知覚できない場合，末梢神経障害とみなされる．

> **memo**
>
> **※8 骨格筋指数（SMI）[14]**
> 四肢骨格筋量（kg）÷身長（m^2）で計算する．
> 男性：6.87 kg/m^{2}以下，女性：5.46 kg/m^{2}以下でサルコペニアの診断基準の1つを満たすこととなる．
>
> **※9 6分間歩行距離[15]**
> 男性：（7.57×身長cm）−（5.02×年齢）−（1.76×体重kg）−309 m
> 女性：（2.11×身長cm）−（2.29×体重kg）−（5.78×年齢）＋667 m
> が予測値となる．

> **memo** 姿勢安定度評価指標（IPS）[16]
> 近年，糖尿病患者に対してのバランス評価として重心動揺計（図3）を使用した姿勢安定度評価指標（index of postural stability：IPS）が注目されている．
>   IPS＝log〔（安定域面積＋重心動揺面積）÷重心動揺面積〕
>   安定域面積＝安定域左右径＋安定域前後径
>   重心動揺面積＝（中央＋前方＋後方＋右方＋左方）÷5
> ※算出された値が大きいほどバランス能力が高いことを示す．

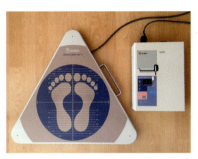

図3　重心動揺計
軽度神経障害を見分けるうえでは，重心動揺面積（矩形面積）が主流になってきている．

2) 思考プロセス

1 思考プロセス

- 客観的評価の結果からは**運動耐容能**についてリーズニングを進める．

◆ **仮説を支持する所見・否定する所見** ③**身体的評価後**

仮説（可能性の高い順）	仮説を支持する所見	仮説を否定する所見
否定! ❶ 骨格筋量が少ない？	―	× SMIはサルコペニアのカットオフ値以上
❷ 体脂肪率が高い？	◎ 標準上限を超えており軽度肥満 ◎ 高血糖	―
否定! ❸ 糖尿病神経障害がある？	◎ 高血糖	× アキレス腱反射 正常 × 振動覚 正常 × 足底感覚 正常
❹ 筋力が低下している？	◎ デスクワーク，運動習慣なし	× 膝伸展筋力，握力ともに良好（同年代の予測値を上回っている）
否定! ❺ バランス能力が低下している？	◎ デスクワーク，運動習慣なし	× 閉眼片脚立位保持時間は基準値と同等 × Functional reachは正常 × 歩容は問題なく独歩
❻ 運動耐容能が低下している？	◎ デスクワーク，運動習慣なし ◎ AT（％予測値75％）低下 ◎ peak VO_2（％予測値72％）低下 ◎ 6分間歩行距離（％予測値89％）予測値以下	―

◆ 思考プロセス ③身体的評価後の仮説

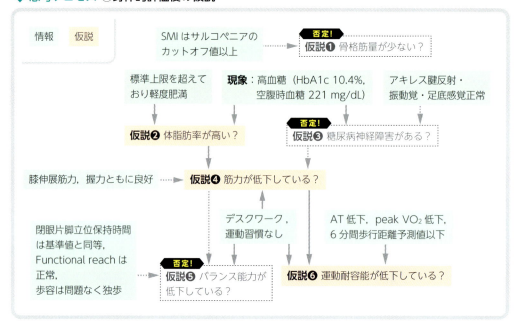

2 Check Point

Q1：筋力低下の原因は何か？ どう改善するか？

- 糖尿病患者の筋力低下はサルコペニア（筋肉減少症）の一種と捉えることができ，その原因は高血糖，脂肪筋への変性，糖尿病性多発神経障害があげられる．糖尿病患者のサルコペニアの改善には良好な血糖コントロールと脂肪の燃焼が必要である．

Q2：運動耐容能低下の原因は何か？ どう改善するか？

- 運動耐容能低下には下肢筋力低下が大きく影響する．
- 糖尿病神経障害の一種に自律神経障害があり，運動負荷時の心拍応答（負荷に対する心拍数の増加）を低下させる．心拍応答不良により心拍出量は低下し，筋への十分な酸素供給がなされず運動耐容能が低下する．
- 糖尿病神経障害は高血糖に起因するものであり，良好な血糖コントロールが心拍応答の改善につながる．特に有酸素運動は自律神経機能の改善に有効といわれる．

Q3：筋力低下，運動耐容能の低下をどう改善するか？

- 網膜症は否定され，腎症は第2期であり，通常の糖尿病の運動療法が可能である．
- 有酸素運動による糖・脂肪の燃焼，インスリン抵抗性の改善による血糖正常化を図る．
- レジスタンストレーニングで筋力強化を図る．

4 初回の治療アプローチ（第4病日）

- インスリン抵抗性の解除が目的である場合には，やや弱めのリズミカルな運動を30分間以上行うように運動処方する．
- インスリン抵抗性のために自己インスリンが過剰に分泌されている場合は，同時に肝臓による血糖調節機構も低下しているため，**運動中に低血糖が生じる**ことがある．このような状態の場合には運動誘発性の低血糖が生じるため注意が必要である．
- ATレベルの運動は運動開始15分でインスリン感受性を約2倍に増強させる[17]．
- 運動開始後，低血糖症状を訴えたときは運動を中断して血糖測定を行い，ブドウ糖10 gを摂らせる．運動を中断してもそれまで行っていた運動の効果が若干持続することがあるため，10〜15分後に血糖を再測定する．そこで依然として血糖値が低値であればさらにブドウ糖10 gをなめてもらう．
- **表5**に示すような状態のときは運動しない．
- 本症例は肥満体型ではなく（BMI 22.9），変形性関節症などの運動器疾患がない．有酸素運動は自転車エルゴメータとトレッドミルを選択した．入院中は主に自転車エルゴメータを使用し，退院前に自主トレーニングでの効果的なウォーキングをしてもらうためトレッドミルで適切な速度を身体でおぼえてもらう．
- 低血糖の予防のために，セッションごとに運動直前の血糖値と食事量を把握しておく必要がある．
- 入院中は，カルテや病棟看護師から情報を収集し，血糖値や食事量に合わせて運動内容を調整する．場合によっては運動を中止する．
- 運動による低血糖のリスクが高いと判断される場合，運動直前，運動後の補食を勧める．補食は吸収が緩徐で適度な血糖値を長時間維持しやすいクッキーなどが適している．

表5 運動療法を禁止あるいは制限したほうがよい場合

1. 糖尿病の代謝コントロールが極端に悪い
   （空腹時血糖値250 mg/dL以上，またはケトン体中等度以上陽性）
2. 増殖性網膜症による新鮮な眼底出血がある
3. 腎不全の状態にある
4. 虚血性心疾患や心肺機能に障害がある
5. 骨・関節疾患がある
6. 急性感染症
7. 糖尿病壊疽
8. 高度の糖尿病自律神経障害

文献1を参考に作成

1）初回の治療項目と目的

		治療項目	目的
1	有酸素運動	自転車エルゴメータ （心拍数 80 bpm，31 watts，15分）	・食後高血糖の是正（急性効果） ・インスリン抵抗性の改善（慢性効果） ・動脈硬化の改善
		トレッドミル （心拍数 80 bpm，5.0 km，15分）	・自主トレーニング指導（歩行速度，歩行時間，歩行距離） ・食後高血糖の是正（急性効果） ・インスリン抵抗性の改善（慢性効果） ・動脈硬化の改善
2	レジスタンストレーニング（50%1 RM，10回×2セット）	レッグプレス レッグエクステンション	・骨格筋量の増加 ・基礎代謝量の増加 ・糖質消費量の増大
3	血糖測定（図4）	運動直後	・低血糖の有無の確認 ・運動療法の急性効果の確認

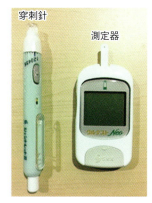

図4 血糖測定器
スタッフ（看護師など）が測定する．自己血糖測定に慣れている患者で低血糖（または高血糖）症状が軽症の場合，患者自身で測定させてもよい．

2）初回の治療後の再評価と解釈

- 運動前後の血糖値の変化
    - 運動直前：149 mg/dL
    - 運動直後：130 mg/dL
- 低血糖，狭心症状はなく安全に運動できている．立案したプログラムを継続して問題ないと思われる．

3）翌日の状態の予測

- 疲労感が残っている可能性がある．
- 運動後に低血糖が起きる可能性がある．

 低血糖は運動直後だけでなく，夕食前の空腹時や夜間空腹時に起こることもあるため，病棟や自宅での血糖値の把握が重要である．

5　7日後の治療（第11病日）

- 運動療法の継続によるインスリン抵抗性の解除が期待される．
- インスリン抵抗性の解除に伴う低血糖に注意する．

1）前日の血糖値についての情報

- 1日の血糖値の推移
  - 朝食前 90 mg/dL，朝食後2時間 102 mg/dL，昼食後2時間 78 mg/dL，夕食後2時間 145 mg/dL
  - 夕食前に低血糖症状のため，血糖測定（68 mg/dL）．ブドウ糖10 gを摂取．

2）問診

- **PT**：昨夜の夕食前に低血糖になったと聞きました．そのときはどんな感じがしましたか？
- **患者**：冷や汗が出てきたんですよ．なんだかドキドキしてきちゃって．
- **PT**：薬は飲んでいましたか？
- **患者**：はい．いつもどおり飲んでいました．
- **PT**：昼食（病院食）は全て食べていましたか？
- **患者**：完食しました．

> **症例** ③ 7日後の主観的評価から得た情報
>
> ・低血糖症状を経験している．症状を確認することで，PTと患者の双方が冷や汗や動悸が低血糖症状であることを認識することにつながる．
> ・また，欠食はなく完食しているにもかかわらず低血糖が起きていることから運動前の予測が難しいことがわかる．

3）思考プロセス

Q1：低血糖の誘因は？

- 低血糖の誘因として，表6のような例が考えられる．
- 食事時間，食事量はいつもどおりで，前日の運動負荷強度・時間ともに初回設定時から変更していない．

表6　低血糖の誘因

1	薬物の種類や量の誤り
2	食事時間の遅れ（空腹状態の長時間化）
3	食事量または炭水化物の摂取が少ない
4	いつもより強く長い身体活動の最中，または運動後
5	強い運動あるいは長時間運動した日の夜間および翌日の早朝
6	飲酒，入浴

文献1を参考に作成

- SGLT2阻害薬は低血糖を起こしにくい経口薬であり，低血糖の誘因には考えにくい．
- 食生活の改善（病院食）と運動療法の慢性効果によるインスリン抵抗性の改善が最も有力な誘因である．
- 今後も運動中，運動直後に低血糖を起こす可能性があるため，プログラムの変更の検討が必要である．

4) 今後のプログラム

- レジスタンストレーニングを有酸素運動より先に行うと低血糖を起こしにくいという報告[18]もある．
- レジスタンストレーニングの種目，強度負荷強度はこれまで通りとし，ウォームアップ後（有酸素運動前）に行う．
- 有酸素運動の種目，強度もこれまで通りとし，レジスタンストレーニング後に行う．運動前後，運動中に低血糖症状を確認する．

おわりに

- 本症例は，狭心症を合併した2型糖尿病患者である．運動習慣は皆無で食生活も好きなものばかりを過剰に摂っていた．高血糖に対し，運動療法の導入，食生活の改善，薬物療法（経口薬）にて血糖コントロールを図った．
- 食事内容，経口薬の変更はなかったが，運動療法を重ねていくうちに夕食前の低血糖が起こるようになった．運動療法の慢性効果であるインスリン抵抗性の改善が要因と考えられ，今後も運動療法を進めていくなかで低血糖対策も必要となる．
- 運動中，運動後の低血糖はインスリン治療中の場合，さらにリスクが高くなる．運動前に食事量を確認すること，少しでも低血糖を疑う症状があれば血糖測定を行うことが大切である．

文献

1) 「糖尿病治療ガイド2016-2017」（日本糖尿病学会/編著），文光堂，2016
2) 「糖尿病の理学療法」（清野 裕, 他/監, 大平雅美, 他/編），メジカルビュー社，2015
3) 「糖尿病療養指導ガイドブック2013（日本糖尿病療養指導士認定機構/著），メディカルレビュー社，2013
4) Reaven GM：Banting lecture 1988. Role of insulin resistance in human disease. Diabetes, 37：1595-1607, 1988
5) DeFronzo RA & Ferrannini E：Insulin resistance. A multifaceted syndrome responsible for NIDDM, obesity, hypertension, dyslipidemia, and atherosclerotic cardiovascular disease. Diabetes Care, 14：173-194, 1991
6) 「眼でみる実践心臓リハビリテーション改訂4版」（安達 仁/著），中外医学社，2017
7) 糖尿病性腎症合同委員会：糖尿病性腎症病期分類2014の策定（糖尿病性腎症病期分類改訂）について．日腎会誌，56：547-552, 2014
8) 厚生労働科学研究補助金（長寿科学総合研究事業）高齢者における加齢性筋肉減弱現象（サルコペニア）に関する予防対策確率のための包括的研究 研究班：サルコペニア：定義と診断に関する欧州関連学会のコンセンサスの監訳．日老医誌，49：788-805, 2012
9) Feng Y, Schlosser & FJ, Sumpio BE. The Semmes Weinstein monofilament examination as a screening tool for diabetic peripheral neuropathy. J Vasc Surg. 50：675-682, 2009
10) 平澤有里：健常者の等尺性膝伸展筋力．PTジャーナル 38：330-333, 2004
11) 大塚友吉：高齢者の握力－測定法と正常値の検討－．リハビリテーション医学, 31（10）731-735, 1994

12) 独立行政法人製品評価技術基盤機構人間特性データベース, 体力測定方法・閉眼片足立ち. http://www.tech.nite.go.jp/human/jp/contents/cfitness/kataashidachi.html
13) Duncan PW, et al : Functional reach : predictive validity in a sample of elderly male veterans. J Gerontol, 47 : M93-M98, 1992
14) Sanada K, et al : A cross-sectional study of sarcopenia in Japanese men and women : reference values and association with cardiovascular risk factors. Eur J Appl Physiol, 110 : 57-65, 2010
15) Enright PL & Sherrill DL : Reference equations for the six-minute walk in healthy adults. Am J Respir Crit Care Med, 158 : 1384-1387, 1998
16) 望月 久, 峯島孝雄 : 重心動揺計を用いた姿勢安定度評価指標の信頼性および妥当性, 理学療法学, 27 : 199-203, 2000
17) Oguri M, et al : Effect of a single bout of moderate exercise on glucose uptake in type 2 diabetes mellitus. J Cardiol, 53 : 8-14, 2009
18) Yardley JE, et al : Effects of performing resistance exercise before versus after aerobic exercise on glycemia in type 1 diabetes. Diabetes Care, 35 : 669-675, 2012

第4章 代謝疾患のクリニカルリーズニング

2. CKDの急性増悪

> 浮腫や呼吸苦を認めるが，運動療法ができるか？

堀田千晴

慢性腎臓病（CKD）は，心血管疾患の発症リスクが高いことから注目されている慢性疾患である．一方，腎臓の機能は多岐にわたるため，理学療法の場面におけるリスク管理においてもさまざまな知識が必要となり難渋することが多い．本稿では，CKD患者のリスク管理と退院後のホームエクササイズ指導まで考慮し，リーズニングを進めた症例を提示する．

1 事前の情報整理

1）入手した情報は？

- 問診の前に，カルテより得られた患者および検査データ情報を整理する．

症例 ①医師からの情報

診断名：CKD急性増悪
年齢：75歳　　**性別**：男性
既往歴：CKD（CGA分類：糖尿病G3aA2，表2），糖尿病，脂質異常症
現病歴および経過：1週間前より下痢と食欲低下があった．それに加え，下肢浮腫・呼吸苦による体動困難を認め入院となった．診察の結果，高度脱水による腎前性腎不全と診断された．高度脱水所見と電解質異常を認め，補液管理が開始となった．第3病日，低血圧および呼吸苦の改善傾向を認め，理学療法の依頼となった．
胸部X線写真：両側胸水貯留を認める（図1）．

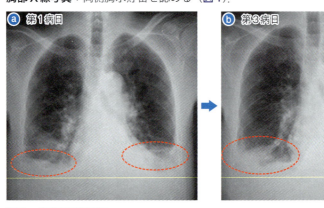

図1　胸部X線写真
第1病日では，肋骨横隔膜角（CPA）が鈍化しており，胸水貯留の所見（○）を認める．
第3病日では，改善傾向にあるも胸水貯留の所見は残存している．

血液生化学検査：表1参照
下肢エコー検査：深部静脈血栓症（DVT）なし．
12誘導心電図：急性冠動脈疾患の疑いなし．

表1　血液生化学検査所見

	第1病日	第3病日
WBC（/μL）	9,000	8,500
Hb（g/dL）	9.2	9.5
Alb（g/dL）	2.8	3.0
Na（mEq/L）	130	138
K（mEq/L）	6.0	5.5
BUN（mg/dL）	70.5	20.0
Cr（mg/dL）	3.5	1.3
eGFR（mL/min/1.73 m^2）	14.3	42.2
CRP（mg/dL）	3.5	<0.03

症例　②看護師からの情報

病棟ADL：ベッド上安静，認知症なし．
その他の所見

	第1病日（酸素3 L/min）	第3病日（酸素1 L/min）
バイタルサイン	血圧70/38 mmHg，心拍数120 bpm，SpO$_2$ 98%	血圧100/52 mmHg，心拍数90 bpm，SpO$_2$ 98%
体重	77 kg	75 kg
尿量	900 mL/日	2,000 mL/日
食事量	3割摂取	8割摂取
排便	下痢3回/日	普通便1回/日

> **memo　腎機能低下の要因**
> CKD患者の腎機能低下要因には，体液量欠乏，心機能低下，敗血症，肝不全，腎毒性物質（NSAIDs，造影剤など）への曝露などがある[1]．動脈硬化・CKD・高齢者など他のリスクを合併する場合には，レニン・アンジオテンシン系抑制薬や利尿薬も腎機能低下となる可能性があり，注意が必要である．

2）この段階での考察は？

● カルテ情報から本症例の病態やリスク管理のポイントを理解し，問診内容をイメージする．

1 思考プロセス

● 本症例はCKD急性増悪症例であることから，腎機能およびそれに関連する各指標の入院後経過を，事前情報から整理する．

- 事前情報から否定的な所見を認めた場合，離床を中止するのか，注意しながら評価やリハビリを進めるのかを検討する．

◆ 離床を支持する所見・否定する所見 ①事前情報

考察（考慮すべき順）	離床を支持する所見	離床を否定する所見
❶ 腎機能は改善している？	◎ Cr 低下・eGFR 増加 ◎ 尿量増加・体重減少	―
❷ 脱水は改善している？	◎ 安静時血圧上昇・心拍数低下 ◎ BUN・Cr 低下 ◎ 食事量増加・下痢改善	―
❸ 息切れ・酸素化は改善している？	◎ 酸素投与量低下 ◎ 胸水減少 ◎ 尿量増加・体重減少 ◎ 虚血性心疾患の所見なし	―
❹ 不整脈が出現するリスクは？	◎ 虚血性心疾患の所見なし	× 電解質異常あり（K 高値）
❺ 起立性低血圧のリスクは？	◎ 安静時血圧上昇・心拍数低下 ◎ BUN・Cr 低下 ◎ 食事量増加・下痢改善 ◎ 低栄養（血清 Alb 低値）	―
❻ 浮腫の原因は？	◎ 低栄養（血清 Alb 低値） ◎ CKD 急性増悪 ◎ DVT なし	―

◆ 思考プロセス ①事前情報からの考察

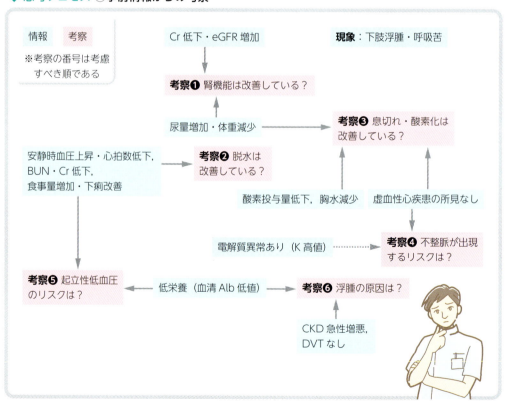

2 Check Point

Q1：腎機能はどのくらい低下しているのか？

- 既往歴のCGA分類より，本症例の入院前eGFRは45〜59 mL/min/1.73 m^{2}であったと推測される（**表2**）．入院時点ではG5相当であり，腎機能が著しく低下していることが推測される．
- 本症例のCKD増悪要因としては，**下痢および脱水による循環血液量低下**が考えられる．この場合，腎血流量改善に伴い腎機能も回復する場合もある[1, 2]ため，腎機能指標の経過を注意深く観察する．
- 腎機能の評価は，血液検査の値だけでなく，**尿量**や**体重**の推移をみることも重要である．
- CGA分類はC：cause（原因），G：GFR（糸球体濾過量），A：Alb尿または蛋白尿の値，から分類する．

表2 CKDの重症度分類

現疾患	尿蛋白区分		A1	A2	A3
糖尿病	尿アルブミン定量（mg/日）尿アルブミン/Cr比（mg/gCr）		正常	微量アルブミン尿	顕性アルブミン尿
			30未満	30〜299	300以上
高血圧腎炎多発性囊胞腎移植腎不明その他	尿蛋白定量（g/日）尿蛋白/Cr比（g/gCr）		正常	軽度蛋白尿	高度蛋白尿
			0.15未満	0.15〜0.49	0.50以上
GFR区分(mL/分/1.73m^2)	G1	正常または高値	＞90		
	G2	正常または軽度低下	60〜89		
	G3a	軽度〜中等度低下	45〜59		
	G3b	中等度〜高度低下	30〜44		
	G4	高度低下	15〜29		
	G5	末期腎不全（ESRD）	＜15		

重症度は原疾患・GFR区分・尿蛋白区分をあわせたステージにより評価する．CKDの重症度は死亡，末期腎不全，心血管死亡発症のリスクを緑 のステージを基準に，黄 ・オレンジ ・赤 の順にステージが上昇するほどリスクは上昇する．
文献3より転載

> **memo 腎性貧血**
> 貧血は，Hbが男性で13 g/dL，女性で12 g/dL未満と定義されている．CKD患者はエリスロポエチン産生抑制により，貧血を合併しやすい．貧血は，息切れ，倦怠感，頻脈などさまざまな症状があるため，CKDステージG3a以降の患者は貧血症状の有無を確認する．慢性的な貧血患者では自覚症状に乏しいことも多く，可能であれば入院前のHb値と比較することが望ましい．

Q2：電解質異常の見かたは？

- 本症例のK値は5.5 mEq/Lであり，高K血症（血清K 5.5 mEq/L）をきたしている．
- 高K血症は**心室頻拍**への移行リスクが高いため[4]，理学療法を実施する際には心電図モニターを装着することが望ましい（図2）．

Q3：浮腫の原因は？

- 浮腫は**全身性浮腫**と**片側性浮腫**に大きく二分される．おのおのの原因推定フローチャートを図3に示す[5]．本症例では全身性浮腫で，腎機能障害（eGFR＜60 mL/min/1.73 m^2）および低Alb血症（血清Alb＜3.5）を呈している．よって，カルテ情報から浮腫の原因として，腎不全や低蛋白血症の影響が考えられる．
- 原因に**DVT**や**蜂窩織炎**が疑われる場合，離床の可否や免荷の必要性などについて，主治医とよく相談する必要がある．

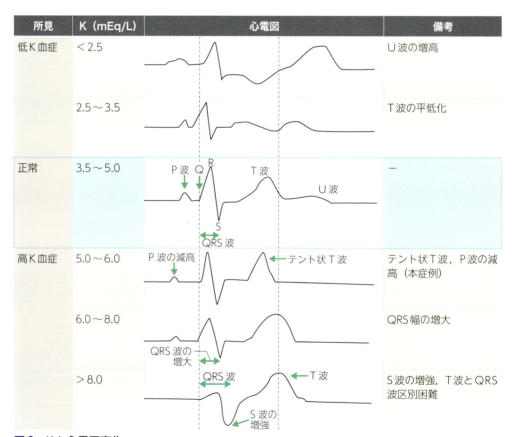

図2　Kと心電図変化
K濃度が上がるほど，T波が高くなり，QRSは低くなる．
低K血症の特徴：U波の増高，T波の平低化．
高K血症の特徴：テント状T波，P波の減高～消失，QRS幅の増大，S波の増強．
文献4を参考に作成

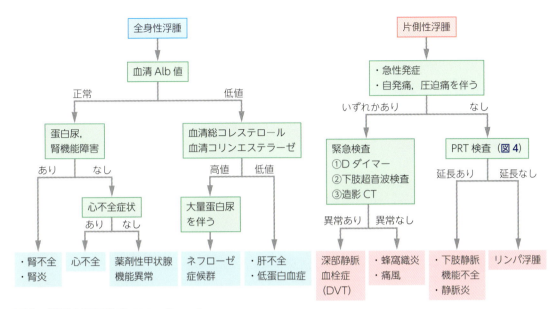

図3　浮腫の原因推定フローチャート
文献5より引用

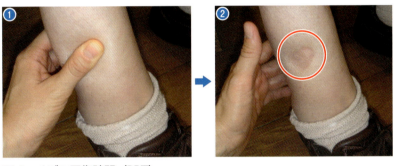

図4　くぼみ回復時間（PRT）

方法	浮腫部分を5秒圧迫し，その圧迫を解除して圧痕が元に戻るまでの時間を計測する．
スコア	1＋　30秒以内
	2＋　30〜60秒
	3＋　60〜90秒
	4＋　90秒以上
判定	スコアが大きくなるほど重症．PRT 40秒以内では低蛋白血症の可能性が高い．

2　主観的評価（第3病日）

1）主観的評価の計画とその理由

- CKDはそれ自体だけでなく，合併症によりさまざまな自覚症状が生じる．自覚症状のみで考察を検証することは困難であるが，身体的評価や血液検査データなどの経過とあわせて聴取することで，考察の検証に役立つ．

2）問診

PT　症状について伺います．入院時にあった症状は現在どうですか？
患者　むくみはまだありますが，だいぶ良くなりました．入院したときは寝ると息が苦しくなっていましたが，今はベッドにいる分には息切れはありません．

PT	普段，自宅での体重は何kgぐらいでしたか？	
患者	だいたい，70 kg前後であることが多かったです．	
PT	既往に糖尿病をおもちですが，治療してどのくらいになりますか？	
患者	もう15年くらいになると思います．	
PT	下肢のしびれやこむら返り，または下肢の痛みを感じることはありますか？	
患者	両足の指先の痺れは，かなり前から続いています．	
PT	もともと，立った直後や歩きはじめに，眩暈や立ちくらみを感じたことはありますか？	
患者	それはありません．	
PT	入院前に，息切れや倦怠感などを日頃感じることはありましたか？	
患者	特にありませんでした．	
PT	入院前の活動について教えてください．歩行は1人でできていましたか？	
患者	1人で歩けていました．ただ外へ行くときは，転ぶと怖いので杖を使っていました．	
PT	過去1年間に，実際に転んだことはありましたか？	
患者	1度だけあります．	

症例 ③主観的評価から得た情報

入院後経過：入院後，浮腫と起座呼吸は改善傾向にある．
既往歴：糖尿病は治療歴15年と長期．
入院前体重：約70 kg
糖尿病神経障害：自覚症状あり，起立性低血圧を推測させる自律神経症状なし．
貧血症状：なし
入院前ADL：自立レベル，屋外歩行時は杖を使用．
転倒歴：過去1年に1回

3）この段階での考察は？

1 思考プロセス

◆ 離床を支持する所見・否定する所見 ②主観的評価から　※青字は新たな所見

考察（考慮すべき順）	離床を支持する所見	離床を否定する所見
❶ 腎機能は改善している？	◎ Cr低下・eGFR増加 ◎ 尿量増加・体重減少	−
❷ 脱水は改善している？	◎ 安静時血圧上昇・心拍数低下 ◎ BUN・Cr低下 ◎ 食事量増加・下痢改善	−
❸ 息切れ・酸素化は改善している？	◎ 酸素投与量低下 ◎ 胸水減少 ◎ 尿量増加・体重減少 ◎ 虚血性心疾患の所見なし ◎ 起座呼吸改善の自覚あり	−
❹ 不整脈が出現するリスクは？	◎ 虚血性心疾患の所見なし	× 電解質異常あり（K高値）

（次ページに続く）

(続き)

考察（考慮すべき順）	離床を支持する所見	離床を否定する所見
❺ 起立性低血圧のリスクは？	◎ 安静時血圧上昇・心拍数低下 ◎ BUN・Cr 低下 ◎ 食事量増加・下痢改善 ◎ 低栄養（血清 Alb 低値） ◎ 入院から3日でリハビリ開始 ◎ 入院前は起立性低血圧症状なし	× 糖尿病治療歴 15 年 × 糖尿病神経障害の疑い
❻ 浮腫の原因は？ 浮腫は改善している？	◎ 低栄養（血清 Alb 低値） ◎ CKD 急性増悪 ◎ DVT なし ◎ 下肢浮腫改善の自覚あり	—
NEW ❼ 歩行は自立レベル？	◎ 入院前は杖歩行自立	× 転倒歴あり

◆ **思考プロセス ②主観的評価からの考察**

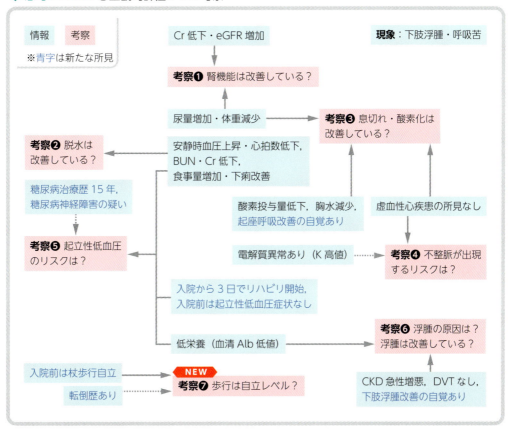

2 Check Point

Q1：糖尿病において重要な情報は？

- 糖尿病患者は罹患期間が長期になるほど多くの合併症を有することが多く[6]，重要な情報である．
- 糖尿病性神経障害患者では，バランス能力低下や転倒のリスクが高くなるため[7, 8]，**神経**

障害に関連する自覚症状を確認する．
- 自律神経障害により**起立性低血圧**を有する症例では，リハビリ遂行にあたって難渋する場合があるため，問診時に起立性低血圧症状の有無を確認する．

Q2：入院前の体重を確認するのは？
- CKD患者では，急激な体重増加は体液過剰を疑う所見となる．普段の体重は治療の目安ともなるため，入院前の体重を把握することは重要である．

3 身体的評価（第3病日）

1）身体的評価項目とその解釈（初診時）

	評価項目	目的	結果	解釈
1	姿勢・動作後の血圧および脈拍変化	起立性低血圧	・端座位 血圧 100/48 mmHg, 心拍数 98 bpm ・歩行後 血圧 94/40 mmHg, 心拍数 115 bpm	起立性低血圧なし
2	労作後の酸素化	SpO_2 低下の有無	・安静時 SpO_2 98 %（1 L） ・歩行後 SpO_2 88 %（1 L）	労作後の酸素化低下
3	呼吸状態（呼吸数・呼吸パターン・呼吸音）	胸水による呼吸状態への影響	安静時：呼吸数 24回/min，胸腹式，両側下葉呼吸音減弱 歩行後：呼吸音 30回/min，胸式優位	労作後，呼吸苦および呼吸パターン変化あり
4	心電図変化	高K血症による不整脈	洞調律	不整脈出現なし
5	周径 くぼみ回復時間（図4, PRT）	浮腫	・下腿（45.0/45.5）cm ・両側下肢 PRT 2+	両側下肢に浮腫あり
6	皮膚のツルゴール（図5）	脱水所見	ツルゴール低下なし	脱水所見認めず
7	毛細血管再充満時間[※1]（CRT）	脱水所見	CRT 2秒	脱水所見認めず
8	徒手筋力検査（MMT）	下肢筋力	大腿四頭筋，腸腰筋，前脛骨筋 4レベル	下肢筋力低下あり
9	片脚立位時間	バランス能力	左右とも1秒未満	・バランス能力低下 ・転倒リスクあり
10	両側足内果振動覚 アキレス腱反射 両母趾の表在覚	糖尿病神経障害の有無（表3）	・アキレス腱反射消失 ・両側足内果振動覚 5秒 ・母趾の表在覚低下	糖尿病神経障害あり
11	日常生活動作（ADL）	ADL評価	・起居動作，端座位は自立 ・立ち上がり（40 cm）は自立 ・歩行は監視，点滴棒使用し，連続25 m可能，ふらつきあり，息切れにて距離は制限	・歩行は付き添いが必要 ・転倒リスクあり ・呼吸苦のため歩行距離制限

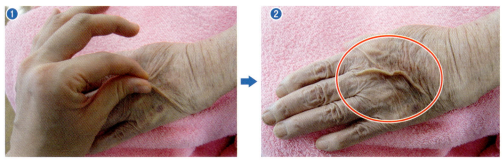

図5 皮膚のツルゴール
方法：前腕や手の甲の皮膚をつまみ，元に戻るまでの時間を測定．
判定：2秒以上かかる場合をツルゴール低下と判断．

表3 糖尿病神経障害の判定基準

必須項目*	1. 糖尿病が存在する 2. 糖尿病性多発神経障害以外の末梢神経障害の否定
条件項目	以下の3項目のうち2項目以上を満たす場合を「神経障害あり」とする 1. 糖尿病性多発神経障害に基づくと思われる自覚症状 2. 両側アキレス腱反射の低下あるいは消失 3. 両側足内果の振動覚低下
注意事項	1. 糖尿病性多発神経障害に基づくと思われる自覚症状とは 　1）両側性 　2）足趾先および足底の「しびれ」「疼痛」「異常感覚」の2項目を満たす上肢の症状のみの場合および「冷感」のみの場合は含まれない 2. アキレス腱反射の検査は膝立ち位で確認する 3. 振動覚低下とはC128 Hz音叉にて10秒以下を目安とする 4. 高齢者については老化による影響を十分考慮する
参考項目	以下の参考項目のいずれかを満たす場合は，条件項目を満たさなくとも「神経障害あり」とする 1. 神経伝導検査で，2つ以上の神経にそれぞれ1項目以上の検査項目（伝導速度，振幅，潜時）の明らかな異常を認める 2. 臨床症候上，明らかな糖尿病自立神経障害がある．ただし，自律神経機能検査で異常を確認することが望ましい

＊右2項目とも満たす
文献9より引用

- 主観的評価をもとに，カルテ情報から得たリスクに考慮しながら身体的評価を進める．
- 本症例では全身状態を考慮し，積極的に離床を進めてよいか，否かといった視点で考察し，検証した．

> **memo** ※1 毛細血管再充満時間（CRT）
> 方法：患者の手を心臓の高さに保ち，中指爪の背側を5秒間圧迫し，解除後に同部の色調が元に戻るまでの時間を測定する．
> 判定：再充満時間が基準値よりも遷延している場合，脱水が疑われる．
> 　（基準値：小児・成人男性＞2秒，成人女性＞3秒，高齢者＞4秒）

2）思考プロセス

1 思考プロセス

◆ 離床を支持する所見・否定する所見 ③身体的評価後

考察（考慮すべき順）	離床を支持する所見	離床を否定する所見
❶ 腎機能は改善している？	◎ Cr低下・eGFR増加 ◎ 尿量増加・体重減少	−
❷ 脱水は改善している？	◎ 安静時血圧上昇・心拍数低下 ◎ BUN・Cr低下 ◎ 食事量増加・下痢改善 ◎ 身体所見では脱水所見なし	−
❸ 息切れ・酸素化は改善している？	◎ 酸素投与量低下 ◎ 胸水減少 ◎ 尿量増加・体重減少 ◎ 虚血性心疾患の所見なし ◎ 起座呼吸改善の自覚あり	× SpO_2低下 × 労作時の息切れあり
❹ 不整脈が出現するリスクは？	◎ 虚血性心疾患の所見なし ◎ 労作の不整脈なし	× 電解質異常あり（K高値）
❺ 起立性低血圧のリスクは？	◎ 安静時血圧上昇・心拍数低下 ◎ BUN・Cr低下 ◎ 食事量増加・下痢改善 ◎ 低栄養（血清Alb低値） ◎ 入院から3日でリハビリ開始 ◎ 入院前は起立性低血圧症状なし ◎ 労作時の起立性低血圧なし	× 糖尿病治療歴15年 × 糖尿病神経障害あり
❻ 浮腫の原因は？ 浮腫は改善している？	◎ 低栄養（血清Alb低値） ◎ CKD急性増悪 ◎ DVTなし ◎ 下肢浮腫改善の自覚あり	−
否定! ❼ 歩行は自立レベル？	◎ 入院前は杖歩行自立	× 転倒歴あり × 糖尿病神経障害あり × 40cmから立ち上がり可 △ 片足立位時間1秒未満

◆ 思考プロセス ③身体的評価後の考察

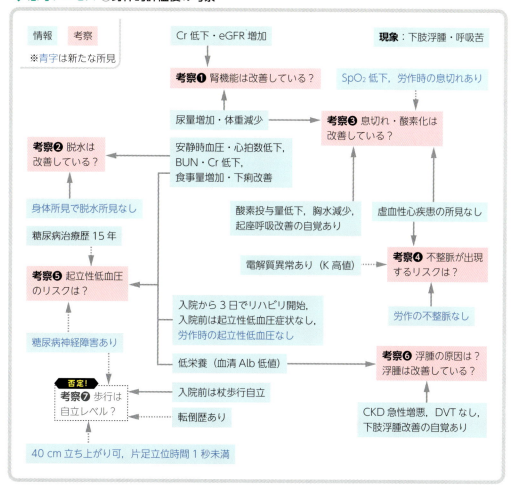

2 Check Point

Q1：労作時の息切れおよび酸素化低下からどう判断するか？

- 本症例は腎前性腎不全による胸水貯留が，酸素化低下の要因と考えられる．入院経過より，腎機能改善により胸水低下など改善所見を認めることから今後さらなる酸素化の改善が見込まれる．
- よって，息切れやSpO_2低下が残存している時点では積極的な離床や有酸素運動は避け，低負荷の筋力トレーニングを開始することが望ましい．

Q2：歩行自立はどう判断するか？

- 立ち上がり動作が40 cmから手支持なしで可能なことから，院内独歩可能となる膝伸展筋力体重比の最低筋力水準20％[10, 11]は超えていることが予測される．しかし，片脚立位時間は転倒カットオフ値である3.2秒[12]を下回っていることから，本症例では**転倒リスク**が高く監視が必要と判断される．

4 初回の治療アプローチ（第3病日）

- 主観的評価，客観的評価から得られた情報を整理し，治療中に起こりうるリスクや，出現する症状を予測し，実施する．本症例では，K高値のため**心電図モニタリング**，労作後に酸素化低下を認めているためSpO_2を適宜モニタリングしながら実施することが望ましい．
- 治療中の患者の反応や変化を評価し，徐々に運動負荷を増大していく．

1）初回の治療項目とその目的

	治療項目	目的	注意点
1	筋力トレーニング	・骨格筋筋力の維持，向上 ・廃用症候群の予防	・種類は，廃用症候群をきたしやすい抗重力筋（下腿三頭筋や大腿四頭筋）のトレーニングを優先的に取り入れる ・負荷は，息切れ・バイタルサインおよび自覚的疲労感を考慮し，低負荷（1RM40％程度）からの開始が望ましい ・上記指標の経過をみながら，負荷を徐々に漸増していく
2	バランス練習	バランス能力の向上	・転倒リスクのある高齢者で実施 ・病棟内で実施する場合は，環境を整備し転倒に十分注意する
3	ADL練習	・労作時の酸素化評価 ・身体活動量の維持	・歩行動作時は，同条件にてSpO_2および自覚的困難感を経時的に評価する ・過度な安静を強いる必要はなく，ADL低下予防のための最低限の身体活動量が維持できるよう支援する

2）1週間後の状態と予測

- 尿量は増加傾向，体重は減少傾向にあることから，溢水が改善され呼吸苦および酸素化が改善することが予測される．
- 前述の予測に沿って状態が改善した場合，歩行練習や有酸素運動の追加，病棟ADLの向上を進めていく．

5 1週間後の治療（第10病日）

1）治療前の再評価

- 治療前には，カルテおよび主観的・客観的評価から，腎機能指標やそれに伴う合併症などの経過を必ず確認する．改善傾向にある場合は，徐々にその運動負荷量を向上していく．

2）問診

PT　息切れや脚のむくみはどうですか？
患者　動いても息切れはなくなりました．体重ももともとの体重に戻って，むくみもほぼなくなりました．
PT　入院前は下痢や食欲低下があったようですが，入院前に水分は摂れていましたか？
患者　腎臓が悪いからお水は飲みすぎないように普段から気をつけていました．ですので，水分はいつもと同じくらいの量にするよう心がけていました．

PT　そのとき血圧は普段と比べてどうでしたか？降圧薬は飲んでいましたか？
患者　血圧はいつもと比べて低かったです．薬はいつも通り同じ量を飲んでいました．
PT　ほかに腎臓病があるために，生活のなかで気をつけていることはありますか？
患者　血圧は毎日測っています．ただ，体重はほとんど測っていません．
PT　普段運動する習慣はありますか？
患者　たまに近所を30分くらい歩くことはありますが，ほとんどないです．

症例 ④1週間後の主観的評価から得た情報

経過：リハビリ初回介入時と比較し，息切れや浮腫は改善傾向．
入院直前：下痢をくり返していたが，水分は控えていた．低血圧であったが降圧薬は内服していた．
体重測定：できていなかった．
運動習慣：なし

症例 ⑤看護師からの追加情報

病棟ADL：トイレおよび検査移動は車椅子を使用．認知症なし．

1週間後の所見

	1週間後（酸素なし）
バイタルサイン	血圧 100/52 mmHg，心拍数 90 bpm，SpO$_2$ 98%
体重	71 kg
尿量	1,900 mL/日
食事量	9割摂取

3）再評価項目

	再評価項目	目的	結果	解釈
1	姿勢・動作後の血圧および脈拍変化	・起立性低血圧 ・脱水	・端座位 血圧 110/58 mmHg，心拍数 78 bpm ・歩行後 血圧 114/60 mmHg，心拍数 98 bpm	起立性低血圧なし
2	労作後の酸素化	SpO$_2$低下の有無	・安静時 SpO$_2$ 98 %（room） ・歩行後 SpO$_2$ 97 %（room）	労作後の酸素化は改善している
3	呼吸状態 呼吸数，呼吸パターン，呼吸音	胸水による呼吸状態への影響	安静時：呼吸数 18回/min 胸腹式，呼吸音正常 歩行後：呼吸音 18回/min，胸式優位	労作後の呼吸状態は改善
4	周径 くぼみ回復時間（PRT）	浮腫	・下腿（40.0/39.5）cm ・両側下肢 PRT 1＋	両側下肢の浮腫は改善
5	等尺性膝伸展筋力 （図6）	下肢筋力	・膝伸展筋力 体重比（右38.5/左36.5）%	膝伸展筋力は年齢平均[13]より低下
6	握力	上肢筋力	・握力（右24/左22）kgf	握力は年齢平均[14]より低下

（次ページに続く）

(続き)

	再評価項目	目的	結果	解釈
7	片脚立位時間 (M-FRT, 図7)	バランス能力	・片脚立位時間 5.2/5.6 秒 ・M-FRT 27.0 cm	・バランス能力改善 ・転倒リスク低い[15]
8	日常生活動作	ADL 評価	・立ち上がり (40 cm) は自立 ・歩行は自立, T-cane 使用, 連続 200 m 可能, 下肢疲労で距離が制限, 息切れなし ・階段は自立	・歩行は自立レベル ・下肢疲労のため歩行距離制限

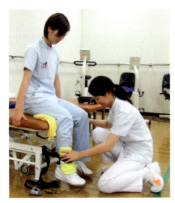

図6 等尺性膝伸展筋力
端座位かつ下腿下垂位にて, 約5秒間の最大努力による等尺性膝伸展筋力を測定. その値を, 体重で除した体重比 (kgf/kg) を採用[13]. 全例歩行自立可能となるカットオフ値は, 0.40 kgfkg 以上.

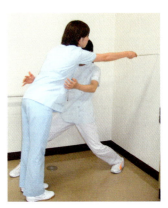

図7 M-FRT
最長 60 cm に伸ばした指示棒を, 肩関節屈曲 90 度挙上位から可能な限り前方へリーチさせ, 壁に接触させる. そこから両足を動かさず, 前かがみになって棒と短縮させ, 短縮した指示棒の長さを検査値とした[14]. 転倒カットオフ値: 26.3 cm 未満.

4) 思考プロセス

Q1：病態が安定した CKD 患者の運動は？

- 保存期 CKD 患者に対する運動療法は, 生活習慣病の予防だけでなく, 腎機能を改善するという報告もあり[16], 近年推奨されている.
- 米国スポーツ医学会[17]で提唱されている CKD 患者の運動療法について**表4, 5**に示す. 本症例では労作時の酸素化も改善し, 全身状態は安定傾向にあることから, 体力に合わせて有酸素運動と筋力トレーニングを中心に実施する.

表4 CKD 患者の運動療法

	有酸素運動	筋力トレーニング
頻度	3～5日/週	2～3日/週
強度	中等度強度 ・酸素摂取予備能の 40～60% ・Borg スケール 11～13 点 　(楽である～ややきつい)	1 RM (Repetition maximum) の 60～75%
時間	・持続的な有酸素運動で 20～60 分/日 ・困難であれば 3～5 分間の間欠的な運動で計 20～60 分	10～15 回反復で 1 セット ・患者の耐容能と時間に応じて, 何セット行ってもよい ・大筋群を動かすため 8～10 種類の異なる運動を選ぶ
種類	ウォーキング, サイクリング, 水泳など	マシーンあるいはフリーウエイトを使用

文献16, 18を参考に作成

表5　CKDステージと運動療法

CKDステージ	筋肉トレーニング
1〜2	CKDの進行防止目的に有酸素運動を中心に指導する
3	有酸素運動を中心に指導するが，筋力の低下している高齢者には筋力トレーニングを併用する
4	腎機能低下に伴う症状や合併に注意しながら，低〜中等度の範囲で運動強度を調整する
5	尿毒症症状によっては安静を必要とする．ADLを低下させない程度に身体活動量を維持する

Q2：筋力やバランス指標は，さらに精査する必要があるのか？

- CKD患者の運動機能（筋力・バランス）は低下していることが報告されている[19]．さらに運動機能は生命予後と関連することも報告されており[20]，運動機能向上は重要である．
  - ▶ 本症例は転倒歴があることから，入院前より運動機能が低下していたことが予測される．よって，全身状態が安定した段階で運動機能指標を客観的に評価することが重要である．
  - ▶ さらに，これら指標は患者へのフィードバックや目標値として活用することができ，運動の動機付けにも役立てることができる．

5）2回目の治療

	治療項目	目的	注意点
1	筋力トレーニング	・骨格筋筋力の維持，向上 ・廃用症候群の予防	・表4の負荷を参考に実施する ・本症例は高齢であることから低負荷から開始し，徐々に強度や時間を延長することが望ましい
2	バランス練習	バランス能力の向上	ー
3	有酸素運動	・労作時の酸素化評価 ・身体活動量の維持，向上	表4の負荷を参考に，積極的に歩行などの有酸素運動を実施する
4	生活指導 ホームエクササイズ指導	・セルフ管理能力の向上 ・自宅での運動療法定着	表6を参考にする

表6　自宅退院にむけた生活指導およびホームエクササイズ指導

自己管理方法の指導	・毎日，決まった時間に血圧および体重を測定し，記録する ・食欲低下や脱水など体液量欠乏が生じる状況の場合，降圧薬を一時的に休薬する必要もある．血圧が低値となる場合は，主治医と相談する
身体活動量の向上	・身体活動量向上は，生活習慣病や腎予後改善にもつながる可能性がある[21]そのため，歩数計装着を促し，身体活動量を記録する習慣をつける（図8） ・1週間の平均歩数を基準に，まずは1日500〜1,000歩増加を目指す ・最終的には，生活習慣病予防の目標とされる8,000〜10,000歩を目標とするが，個々の体力を考慮し，目標達成可能な目標歩数を提示する

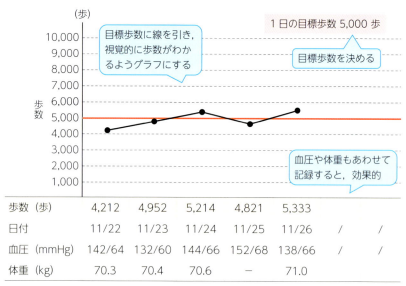

図8 歩数計の記録見本

おわりに

- 本症例では，CKDの病態が不安定であった初期評価時は，ガイドラインに準じた運動療法の実施は困難であった．CKD患者はその病気の特性から合併症が多く，急性期における理学療法場面では柔軟な対応を必要とされることも多い．そのため，カルテ情報および身体所見を適切に評価し，起こりうるリスクを評価・予測し，運動療法を進めることが重要である．

- 本稿ではCKDを主病態とした症例を提示したが，実際の臨床場面では，合併症としてCKDを有している場合が多い．その際にも本稿の内容は応稿可能であり，リーズニングに役立つと考える．

文献

1) 柴垣有吾：急性腎障害（AKI）の概念とその予防に関する最近の考え方．「血液浄化療法に強くなる」（木村健二郎，安田 隆/監，柴垣有吾，他/編），160-163，羊土社，2013
2) 堀野太郎，寺田典生：急性腎障害 診断と治療の進歩 II 疫学と病態．日本内科学会雑誌，103(5)：1055-1060，2014
3) CKDの定義，診断，重症度分類．「CKD診療ガイド2012」（日本腎臓学会/編），1-4，東京医学社，2012
4) 谷村伸一：血清カリウム値とT波の変化．「心電図モニター モニターから各種検査と緊急処置まで」（谷村伸一/著），76-77，へるす出版，2004
5) 渡邉陽介：腎循環．「臨床症状の評価と戦略的理学療法」（渡辺 敏/編），38-55，中外医学社，2013
6) 「科学的根拠に基づく糖尿病診療ガイドライン2013」（日本糖尿病学会/編），南江堂，2013
7) Simoneau GG, et al：Postural instability in patients with diabetic sensory neuropathy. Diabetes Care, 17：1411-1421, 1994
8) Schwartz AV, et al：Older women with diabetes have a higher risk of falls: a prospective study. Diabetes Care, 25：1749-1754, 2002
9) 糖尿病性神経障害を考える会：糖尿病性多発神経障害の診断基準と病期分類．末梢神経，14：225-227，2003
10) 大森圭貢，他：高齢患者における等尺性膝伸展筋力と立ち上がり能力の関連．理学療法学，31：106-112，2004
11) 山﨑裕司，他：等尺性膝伸展筋力と移動動作の関連．総合リハ，30：747-752，2002
12) 堅田紘頌，他：高齢入院患者における前方リーチ距離および片脚立位時間と歩行自立度との関連．理学療法 技術と研究，41：40-45，2013
13) 平澤有里，他：健常者の等尺性膝伸展筋力．理学療法ジャーナル，38（4）：330-333，2004

14) 文部科学省：平成27年度体力・運動能力調査年齢別テストの結果（2016年10月11日公表）．http://www.mext.go.jp/prev_sports/comp/b_menu/other/__icsFiles/afieldfile/2016/10/11/1377987_004.pdf
15) 森尾裕志，他：指示棒を用いたFunctional Reach Testの開発．総合リハ，35（5）：487-493，2007
16) Greenwood SA, et al：Effect of exercise training on estimated GFR, vascular health, and cardiorespiratory fitness in patients with CKD：a pilot randomized controlled trial. Am J Kidney Dis, 65：425-434, 2015
17) Pescatello LS, et al：ACSM's Guidelines for Exercise Testing and Prescription（ninth Edition），Wolters Kluwer/Lippncott Williams & Wilkins, 2014
18) 平木幸治：腎不全 保存期慢性腎臓病．「今日の理学療法指針」（内山 靖/編），456-459，医学書院，2015
19) Hiraki K, et al：Decreased physical function in pre-dialysis patients with chronic kidney disease. Clin Exp Nephrol, 17：225-231, 2013
20) Roshanravan B, et al：Association between physical performance and all-cause mortality in CKD. J Am Soc Nephrol, 24：822-830, 2013
21) Chen IR, et al：Association of walking with survival and RRT among patients with CKD stages 3-5. Clin J Am Soc Nephrol, 9：1183-1189, 2014

第5章

その他のクリニカルリーズニング

1. がん
2. 心不全（フレイル）
3. 心不全（在宅）

第5章 その他のクリニカルリーズニング

1. がん

倦怠感が強いが，どのような理学療法を行うか？

長谷川真人

はじめに

がんは治療の進歩とともに大幅に生存率が向上している．そのなかでがんの進行やがん治療により，患者にはさまざまな障害が生じADLやQOLの低下をきたすが，その際にも適切なリーズニングに基づいた介入が重要である．
提示症例では倦怠感が強いがん患者に対してその病態や心理的影響に気をつけながら包括的なリーズニングを進めた．

1 事前の情報整理

1）入手した情報は？

- 問診の前に医師や他部門から得られた情報を整理する．

症例 ①医師からの情報

- **診断名**：進行性胃がん（Stage Ⅲ）※告知済み
- **年齢**：75歳　　**性別**：男性
- **身長**：170 cm　**体重**：45 kg　**BMI**：15.5
- **職業**：シルバー人材センター勤務（週2〜3回）も現在休職中．
- **家族構成**：同年齢の妻と二人暮らし．
- **現病歴**：半年前に診断され，3カ月前に胃の3分の2摘出術を実施した．その後，化学療法2クール実施して先月退院後，全身倦怠感が出現し，再入院．下腹部痛が強く食思不振が続き，屋内歩行などのセルフケアも十分に実施できなくなった．
- **血液生化学検査値**：表1参照

表1 血液生化学検査値

WBC（/μL）	2,800
Neut（/μL）	900
RBC（×10⁶/μL）	3.9
Hb（g/dL）	8
PLT（×10⁴/μL）	2.2
Alb（g/dL）	2.8
T-Bil（mg/dL）	2.5
CRP（mg/dL）	1.2
Na（mEq/L）	140
K（mEq/L）	3.5
Ca（mEq/L）	9.0

初回介入直前の検査値

2）この段階での仮説は？

- 情報の量が限られているため，この段階で仮説を絞り込むことは難しいが，いくつかの仮説を形成し，患者の問題をイメージしてみる．

1 思考プロセス

- 情報を整理し、原因について仮説をたててみる．
- 仮説を肯定する所見だけでなく否定する所見についても考慮する．

◆ 仮説を支持する所見・否定する所見 ①事前情報から

※順位が同じ仮説には番号にダッシュ（'）をつけた

仮説（可能性の高い順）	仮説を支持する所見	仮説を否定する所見
❶' 原疾患の進行？	◎ 進行性胃がん Stage Ⅲ ◎ 下腹部痛	ー
❶' 合併症の出現？	◎ 進行性胃がん Stage Ⅲ	× 目立った合併症なし
❷ 化学療法の副作用？	◎ 低体重・食思不振 ◎ Alb値減少 ◎ 血球値減少（化学療法2クール終了）	× 化学療法実施から1カ月経過
❸ 低栄養？	◎ 低体重・食思不振 ◎ Alb値の減少	ー
❹ 全身筋力低下？	◎ 屋内歩行困難，セルフケア低下	ー

◆ 思考プロセス ①事前情報からの仮説

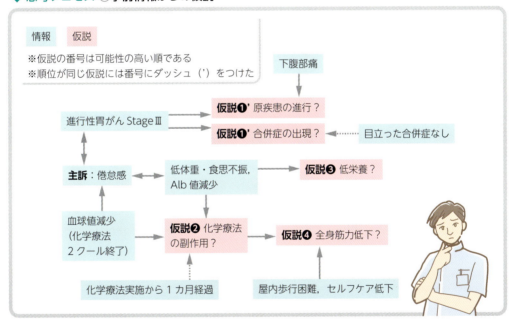

2 Check Point

Q1：がん関連疲労の特徴は？

- がん患者の疲労はがん関連疲労と称され，健常者の疲労とは質的に異なるとされており[1]，その鑑別が重要である（**表2**）．

Q2：がん関連疲労の原因は？

- がん関連疲労の原因は複数の要因が関与しているが，炎症性サイトカインが関与する**一次性疲労**と，がんそのものや治療に関連する併発症による**二次性疲労**に分類される[2]．そのため，本症例でも，どの要因が関係しているかの把握が重要である．
- 一次性疲労には中枢性機序と末梢性機序があるとされ，不明な点も多いが，腫瘍壊死因子，インターロイキン，IL-6などの炎症性サイトカインの関与が考えられている[3]．
- 二次性疲労の主な原因を**表3**に示す．本症例でも貧血や**悪液質**[※1]の影響が考えられる．

> **memo** ※1 悪液質
> 通常の栄養サポートでは改善困難で，進行性の機能障害と著しい筋組織の減少を特徴とする代謝障害症候群のこと．

Q3：原病の進行度からわかることは？

- がんの治療では，病気の進行度の客観的評価ツールとしてStage（病期）分類が用いられており，その把握が重要である（**表4**）．
- 本症例の進行度であるStage Ⅲは局所進行性であり積極的治療の対象だが，転移再発のリスクが高まっており，根治が難しい[5]．
- 胃がんのStage分類ではStage Ⅲだと直接他臓器にがんが浸潤または高度のリンパ節転移があるが遠隔転移はなしとされ[5]，がん浸潤の影響により腹部痛が生じている可能性が高い．

表2 健常者の疲労とがん関連疲労の特徴

	健常者の疲労	がん関連疲労
持続性	一時的	持続的
日常生活の障害	軽度	重度
活動との関係	強い	弱い
休憩による改善	あり	なし

文献1より引用

表3 二次性疲労の主な原因

- ・貧血
- ・悪液質
- ・感染症
- ・精神症状
- ・睡眠障害
- ・薬剤
- ・脱水
- ・電解質異常
- ・内分泌異常
- ・臓器不全
- ・その他

文献4より引用

表4 がんのStage分類における共通概念

Stage	特徴
Ⅰ	早期がん．腫瘍径も小さく発生部位に限局している．積極的治療の対象．根治可能．
Ⅱ	Stage Ⅰより進行しているが，局所に限局したがん．積極的治療の対象．根治可能．
Ⅲ	局所進行がん．周囲臓器に直接浸潤，もしくは原発巣周囲のリンパ節に転移しているがん．積極的治療の対象だが，転移再発のリスクが高まっており，根治が難しい．
Ⅳ	高度なリンパ節転移や遠隔転移のあるがん．遠隔転移がある場合は根治不能．治療の目的は緩和と延命．

文献5より引用

Q4：血液生化学検査値からわかることは？

- 化学療法終了後2週間程度で骨髄抑制の影響が最も大きくなるといわれているが[5]，本症例では各血球値の減少がみられており，**表5**を参照にリハビリテーション実施の可否を主治医と十分に検討する必要がある．
- 特に血小板値が低値を示しており，強い負荷での抵抗運動などは筋肉内や関節内出血を引き起こす可能性があり，リハビリテーション実施時に十分な注意が必要である（**表6**）．
- 他にもHb値が低値を示しており貧血症状に注意が必要である．また，Alb値も低値を示しており，低栄養状態が示唆される．

表5　がん患者におけるリハビリテーションの中止基準

1. 血液所見：ヘモグロビン7.5 g/dL以下，血小板2万/μL以下，白血球3,000/μL以下
2. 骨転移
3. 有腔内臓（腸・膀胱・尿管），血管，脊髄の圧迫
4. 持続する疼痛，呼吸困難，運動障害を伴う胸膜・心囊・腹膜・後腹膜への進出液貯留
5. 中枢神経系の機能低下，意識障害，頭蓋内圧亢進
6. 低・高K血症，低Na血症，低・高Ca血症
7. 起立性低血圧
8. 110 bpm以上の頻脈，心室性不整脈
9. 38.3度以上の発熱

文献6より引用

表6　血小板数に応じた運動プログラム

血小板数（/μL）	運動プログラム
15万～40万	制限なく普通の活動
5万～15万	漸増抵抗運動，水泳，自転車
3万～5万	中等度活動運動・関節可動域訓練，低負荷での筋力トレーニング（0.5～1.0 kg，重くない抵抗・等速性），歩行，水中運動，エルゴメータ
2万～3万	セルフケア，低負荷（自動・他動）での運動，機能動作訓練
2万以下	主治医からの許可のもと，歩行とセルフケア（耐久性やバランスの安全を保つために必要であれば介助下），最小限の注意深い運動・活動，必要最小限のADLのみ

文献6より引用

2　主観的評価（入院3日目）

1）主観的評価の計画とその理由

- がん患者に対する臨床推論の過程では，原疾患そのものの特性だけでなく，症状に関連する潜在的な要素を理解する必要がある．
- この段階で行う問診と後で実施する身体的評価の情報を統合しながら仮説形成・検証を進めていく．**表7**に重要と思われる問診内容を示した．

- がんによる各障害の影響（**表8**）を考慮し，合併症の所見がないかについても鑑別する．
- 発症時の状況，既往歴，過去の治療歴，患者の期待，症状に対する認識，仕事や日常生活の満足度，活動の制限の程度なども確認する．

表7　問診内容

問診内容	推論内容
症状を誘発する動作・活動	症状の原因となる組織・構造 ※一次性疲労か二次性疲労かの鑑別も含む
発症からの経緯（悪化/変化なし/緩和）	予後，重症度
悪化要因/緩和要因	各要因における組織・構造との関係
リハビリテーションの中止基準の項目の有無（**表5**）	該当項目の有無
がんによる各障害の有無（**表8**）	がんに関係した合併症の有無

表8　がんにより生じる障害

がんによる障害	全身症状	衰弱による体力低下
		疼痛倦怠感による活動性低下
		食思不振や悪心・嘔吐による低栄養
		電解質異常（高Ca血症など）
		悪液質
		うつ傾向，せん妄などの心理的問題
	局所症状	脳腫瘍・脳転移・脳梗塞（トルソー症候群）による麻痺や高次脳機能障害
		脊髄腫瘍や脊椎転移による麻痺や膀胱直腸障害
		肺がん・肺転移による呼吸機能障害
		胸水・腹水
		骨軟部腫瘍による筋・骨格系の障害
		骨腫瘍，骨転移による病的骨折
		腫瘍の浸潤による末梢神経障害
		深部静脈血栓症・肺塞栓
がんの治療による障害	全身症状	化学療法や放射線療法による倦怠感・食思不振
		化学療法や放射線療法による血球減少
		化学療法による食思不振や悪心・嘔吐
	局所症状	開胸・開腹術後の呼吸器合併症
		乳がん術後の肩関節拘縮・リンパ浮腫
		頭頸部がん術後の嚥下障害，構音障害
		頸部リンパ節郭清後の僧帽筋麻痺，嚥下障害
		化学療法による心毒性，末梢神経障害，肝障害，腎障害
		放射線による脳症，脊髄症，皮膚炎，粘膜炎，瘢痕拘縮，リンパ浮腫

文献7より引用

2) 問診

- **PT** 最初に疲れやすいという症状を自覚したのはいつですか？
- **患者** 約1カ月前に自宅に退院してからです．
- **PT** 以前はこのような状態になったことはありませんか？
- **患者** そうですね，5年前にうつ病になった際にも疲れが続いていましたが，今回はもっと辛いですね．
- **PT** 今回は，どのような対応をしましたか？
- **患者** 歩くときにふらつきもあったので，ほとんど布団で横になっていました．
- **PT** 最近の症状を教えてください．
- **患者** 入院してから少し楽になりましたが，何をしても疲れやすいです．
- **PT** いつでも同じぐらい疲れていますか？
- **患者** そう思いますが，特にシャワーを浴びた後とか，夕食前とかが疲れています．痛みがあるときも疲れが強くなります．
- **PT** 痛みはどのような感じですか？
- **患者** みぞおちの辺りが常に痛い感じです．最近は背中も痛くなることがあります．痛みが強いときは痛み止めのお薬を飲んでいます．
- **PT** お食事はとれていますか？
- **患者** 食べなきゃとは思うのですが，出されたものをすべて食べることができません．体重も1カ月前と比べて5 kgも減りました．
- **PT** 疲れをとる方法はありますか？
- **患者** ベッドで寝ていると少し楽な気がしますが…．
- **PT** 疲れの原因は何だと思いますか？
- **患者** 先日のCT検査結果では特に新たな問題がなかったと先生が仰っていましたが，じつは病気が悪くなってきているのかもしれません．先生からは体調が戻ったら追加の化学療法を行う予定と聞いていますが，このままでは実施できないかもしれません．疲れてしまうので，横になって体を休めていた方がよいのかなと思っています．
- **PT** そうですね．少し動いていくと体が楽になるかもしれませんよ．何かリハビリに期待することはありますか？
- **患者** 疲れがとれて少しでも動けるようになったらいいですね．

症例 ②主観的評価から得た情報

既往歴：70歳時にうつ病の既往，薬物療法にて症状改善し，現在は治療なし．
疼　痛：上腹部中央とL1棘突起周辺．
ADL：病院内での日常生活動作は何とか自立しているが，倦怠感のため，終日臥床していることが多い．
入院後CT検査結果：脳や脊椎へがんの遠隔転移は認められなかった．

症例 ③追加情報

服薬状況：痛みのある時にオキシコドンを屯用．

治療予定：食事は約5割しかとれておらず，点滴にて栄養補給をしている．
リハビリを開始し，体力が回復したら化学療法3クール目実施予定となっている．
日本語版 Brief Fatigue Inventory（簡易倦怠感尺度）[8] はスコア8であり，重症な倦怠感を有している．※スコア7〜10が重症とされている[8]．

 実際の臨床現場では，がんの有無や予後を告知していない場合もある．その際には，患者自身の希望だけでなく家族の希望も十分把握し，適切なゴール設定を検討する必要がある．

3) この段階での仮説は？

- がんにより生じる各障害（表8）の可能性も踏まえて，事前に収集した情報からの仮説と，問診後の新たな情報を検討する．

1 思考プロセス

◆ 仮説を支持する所見・否定する所見 ②**主観的評価から**　　※青字は新たな所見

仮説（可能性の高い順）	仮説を支持する所見	仮説を否定する所見
絞り込み！ ❶ 化学療法の副作用？	◎ 低体重（急激な体重減少），食思不振（5割程度摂取） ◎ Alb値減少 ◎ 血球値減少（特にHb値）	× 化学療法実施から1カ月経過
絞り込み！ ❷ 低栄養？	◎ 低体重（急激な体重減少），食思不振（5割程度摂取） ◎ Alb値減少	ー
NEW ❸ 全身筋力・運動耐久性の低下？	◎ 屋内歩行困難，セルフケア低下 ◎ シャワー後や夕方に倦怠感増強 ◎ 臥床傾向	× 入院後，病室内ADL自立
NEW ❹ 麻薬系鎮痛薬の副作用？	◎ 疼痛時オキシコドンを屯用 ◎ 終日倦怠感持続	ー
NEW ❺ 心理社会的要因の影響？	◎ 低体重（急激な体重減少），食思不振（5割程度摂取） ◎ うつ病の既往，予後への不安	ー
否定！ ❻' 原疾患の進行？	◎ 進行性胃がんStage Ⅲ ◎ 下腹部痛	× 進行・遠隔転移なし × 入院後，病室内ADL自立
否定！ ❻' 合併症の出現？	◎ 進行性胃がんStage Ⅲ	× 目立った合併症なし × 入院後，病室内ADL自立

◆ 思考プロセス ②主観的評価からの仮説

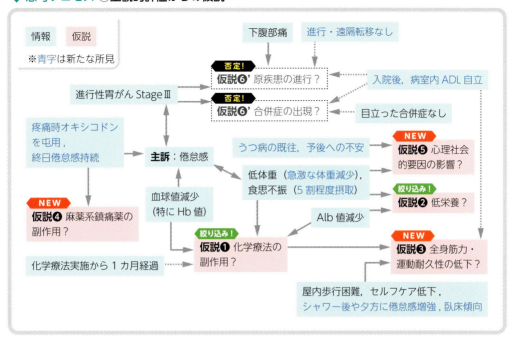

2 Check Point

Q1：運動耐久性低下を仮説にあげた根拠は？

- シャワー後や1日の終わり（夕食前）などに倦怠感が増強しており，がん性疲労と質の異なった疲労を呈しているため，運動耐久性低下が示唆される．

Q2：鎮痛薬の副作用との関係は？

- 麻薬系の鎮痛薬であるオピオイドの三大副作用は**嘔気・便秘・眠気**であり，嘔気と眠気はオピオイド投与初期時や増量時にしばしばみられるため注意が必要である[5]．

Q3：心理社会的要因との関係は？

- 抑うつ傾向や不安感などが食思不振や倦怠感を増強させる要因となり[4]，本症例のうつ病の既往や予後に対する不安な言動などに注意が必要である．

Q4：原病の進行は完全に否定できるか？

- 入院後ADL改善傾向だが，症例はStage Ⅲでまだ治療中であるので，今後遠隔転移などの可能性が全くゼロではない．新たな症状がないのか，身体評価や追加の問診などで随時確認が必要である．新たな麻痺の出現は脳・脊椎転移の可能性が示唆されるので注意が必要である（図1）．

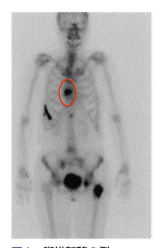

図1　脊椎転移の例

 がん患者の症状はさまざまな要因が複雑に影響しており，できるだけ多くの推論をたて，それを検証していく作業をくり返すことが重要である．

3 身体的評価（入院4日目）

- 主観的評価の終了時には問題の性質や患者の機能に及ぼす影響について，いくつかの仮説が形成されていなければならない．この仮説をもとに身体的評価の方向性や内容を考え，評価の優先順位について判断する．
- 身体的評価中も臨床推論を進めながら，患者の状態に合わせて評価内容の追加・省略を行う．必要があれば問診により新たな情報を収集することで評価内容を修正していく．
- 現時点での有力な仮説は下記の通りである．
    - ①化学療法の副作用
    - ②低栄養
    - ③全身筋力・運動耐久性の低下
    - ④麻薬系鎮痛薬の副作用
    - ⑤心理社会的要因

1）身体的評価項目とその解釈

	評価項目	目的	結果	解釈
1	バイタルサイン	安静時，労作時の心拍数，血圧，呼吸数を確認する	・安静時心拍数100 bpm，血圧130/70 mmHg，呼吸数20回 ・座位ではあまり変化ないが，廊下歩行時は心拍数140 bpm，血圧150/90 mmHg，呼吸数30回/min	安静時から心拍数はやや高く，歩行は身体負荷としてかなりの強度となっている
2	皮膚の状態	全身の浮腫の有無を確認する	四肢にStageⅠ～Ⅱ程度の浮腫あり（**表9**）	低Albの影響が考えられる
3	倦怠感（修正Borgスケールにて）	倦怠感の評価をする	・安静時3 ・座位時4 ・歩行時7	安静時も倦怠感が存在するが，歩行時の倦怠感が特に強い
4	疼痛評価	痛みを誘引する動作がないか評価する	・腹部痛（NRS 5～6）は常に存在 ・腰部痛（NRS 3）は起き上がる最中や歩行してしばらくすると出現	・腹部痛は原疾患からのがん性疼痛の可能性が高い ・腰部痛は動作によって誘引されているので廃用性の要素が考えられる
5	神経学的検査	感覚障害や麻痺の有無を評価する	特になし	中枢神経系に問題がある可能性は低い
6	徒手筋力検査	四肢・体幹筋力の評価を行う	・上下肢ともにMMT 4 ・体幹は痛みの影響もありMMT 3程度	全身筋力の軽度低下を認める
7	歩行分析	歩行の安定性，耐久性を評価する	歩行は正常パターンだが，30 m程度で倦怠感増強し，休憩を必要とする	歩行耐久性低下を認める
8	5回反復起立テスト[9]	筋力/転倒リスクを評価する	所要時間20秒，努力性で実施後の倦怠感が強い	筋力低下が認められ，転倒リスクも高い
9	起居動作・ADL	日常生活動作能力を評価する	・フラットベッドからの起き上がり，立ち上がり時に軽度介助が必要 ・ADLは階段昇降以外自立	手すりを用いれば起居動作は自立可能

血液生化学検査値：**表10**参照

表9　国際リンパ学会によるリンパ浮腫の病期分類

病気	症状
0期	リンパ液輸送が障害されているが，浮腫が明らかでない潜在性または無症候性の病態
Ⅰ期	比較的蛋白成分が多い組織間液が貯留しているが，まだ初期であり，四肢を挙げることにより治まる．圧痕がみられることもある
Ⅱ期	四肢の挙上だけではほとんど組織の腫脹が改善しなくなり，圧痕がはっきりする
Ⅱ期後期	組織の線維化がみられ，圧痕がみられなくなる
Ⅲ期	圧痕がみられないリンパ液うっ滞性象皮病のほか，アカントーシス（表皮肥厚），脂肪沈着などの皮膚変化がみられるようになる

表10　血液生化学検査値（身体的評価時）

WBC（/μL）	5,000
Neut（/μL）	1,200
RBC（×10^6/μL）	5.0
Hb（g/dL）	9
PLT（×10^4/μL）	5.0
Alb（g/dL）	3.0
T-Bil（mg/dL）	2.5
CRP（mg/dL）	1.2
Na（mEq/L）	140
K（mEq/L）	3.5
Ca（mEq/L）	9.0

初回介入後の検査値

2）思考プロセス

1 思考プロセス

- 客観的評価の結果から仮説を絞り込む

◆ 仮説を支持する所見・否定する所見　③身体的評価後　※青字は新たな所見

仮説（可能性の高い順）	仮説を支持する所見	仮説を否定する所見
絞り込み！ ❶ 全身筋力・運動耐久性の低下？	◎ 屋内歩行困難，セルフケア低下 ◎ シャワー後や夕方に倦怠感増強 ◎ 臥床傾向 ◎ 四肢・体幹筋力低下 ◎ 30m歩行で倦怠感増強 ◎ 5回反復起立テストにて筋力低下あり ◎ 起居動作時に上肢支持が必要	—
❷ 化学療法の副作用？	◎ 低体重（急激な体重減少），食思不振（5割程度摂取）	× 血球値増加（改善傾向） × Alb値改善
❸ 心理社会的要因の影響？	◎ 低体重（急激な体重減少），食思不振（5割程度摂取） ◎ うつ病の既往，予後への不安	
❹ 麻薬系鎮痛薬の副作用？	◎ 疼痛時オキシコドンを頓用 ◎ 終日倦怠感持続	—
❺ 低栄養？	◎ 低体重（急激な体重減少），食思不振（5割程度摂取）	× Alb値改善
否定！ ❻' 原疾患の進行？	◎ 進行性胃がんStage Ⅲ ◎ 下腹部痛	× 進行・遠隔転移なし × 入院後，病室内ADL自立 × 神経学的所見なし
否定！ ❻' 合併症の出現？	◎ 進行性胃がんStage Ⅲ	× 目立った合併症なし × 入院後，病室内ADL自立 × 神経学的所見なし

◆ 思考プロセス ③身体的評価後からの仮説

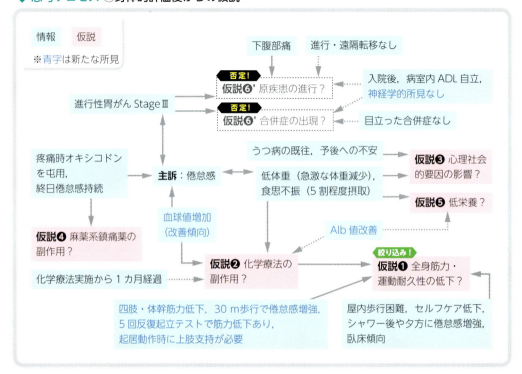

 初期仮説に固執しない！自らの思考過程を客観的に分析し，仮説の修正をくり返す．

2 Check Point

Q1：疲労の原因は？

- がんからの一次性疲労に加え，血球値減少や心理社会的要因の影響もあるが，運動負荷が増強すると疲労が増すことから，活動量低下による運動耐久性の低下の影響が大きいと考えられる．

Q2：筋力低下の理由は？

- 全身で均等な筋力低下が生じており，局所的な中枢や末梢の障害による選択的筋力低下というよりも臥床の継続などによる**廃用性の全身筋力低下**の可能性が高い．

Q3：痛みの原因は？

- 腹部痛は持続的な痛みであり部位からも原疾患の影響が強いと考えられるが，腰部痛に関しては，脊椎転移も否定されており，選択的な動作により増強することから，体幹筋力低下の影響による廃用性の痛みであると考えられる．

4 初回の治療アプローチ（入院5日目）

- 効果的な治療を進めるためには，主観的評価，客観的評価から得られた問題点だけでなく，患者の心理社会面や日常生活での問題（薬物療法の影響など）についても考慮する．
- がん患者では病期別の目的に沿った治療・リハビリテーション介入が必要である（図2）．
- 治療中でも推論を継続し，必要があれば評価や治療プログラムを修正しながら進めていく．
- 初回の治療は以下の仮説をもとにして計画・実施した．
  - ▶ 廃用に起因する運動耐久性の低下，四肢・体幹筋力低下，腰部痛
    →適切な介入にて廃用を起因とした機能の回復
  - ▶ 予後への不安や痛みにより積極的な運動に否定的な思考
    →倦怠感や痛みを増強させない運動にて廃用予防
  - ▶ 身体負担を増強してしまう起居動作や生活スタイル（自宅では布団を使用）
    →動作や道具の工夫などによる維持的な介入

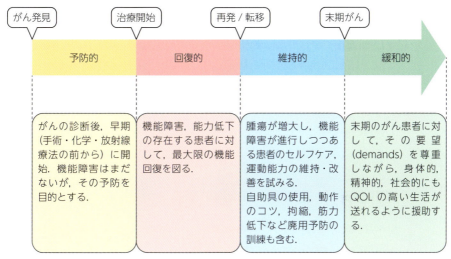

図2　がんのリハビリテーションの病期別の目的
文献10を参考に作成

1）初回の治療項目

	治療項目	目的
1	四肢・体幹筋力増強練習	上肢はセラバンド，下肢・体幹は足関節底背屈運動，Quad setting，SLR，ブリッジなど，軽い抵抗や自重を用いて過負荷にならない範囲で全身の筋力増強を促す
2	有酸素運動（修正Borgスケールで3〜4程度）	・臥位や座位で有酸素運動（足踏みなど）を行い，疲労を過度に増強させない範囲で耐久性改善を行う ・有酸素運動はがん関連倦怠感の改善効果が認められており[11]，不安や抑うつ改善など心理社会面への影響も期待される[12]
3	歩行練習	休憩を挟みながら心拍数110〜120 bpm前後で短距離の歩行練習を複数回実施し，疲労を増強させない範囲での活動量増加を促す
4	呼吸練習・リラクセーション法	深呼吸を促すことにより呼吸効率を改善させ，耐久性改善を促すとともに全身のリラクセーションをはかり，不安の軽減をはかる

（次ページに続く）

(続き)

	治療項目	目的
5	エネルギー温存・活動療法	疲労が少ない・多い時間帯を理解し，より効率的な日常活動を検討する
6	自主練習・動作指導	・疲労が少ない時間帯に四肢・体幹筋力増強練習と有酸素運動，歩行練習を実施し，全身耐久性の改善をはかる ・起き上がり時のベッドアップ，立ち上がり時の座面を高くするなどの動作指導により，身体への過負荷を避ける ・将来的には自宅へのベッド導入の検討も行う

2）初回の治療後の再評価と解釈

Check Point

Q1：倦怠感は？
- 各運動時の倦怠感は修正Borgスケール3～4程度，治療後の倦怠感は修正Borgスケール4程度と著明な上昇を認めず，全体的な倦怠感の改善がみられた．

Q2：運動耐久性は？
- 15 m程度の歩行であれば心拍数120 bpm程度，倦怠感も修正Borgスケール4程度であり，1回に実施する歩行距離を抑えることで身体的負荷が軽減され，倦怠感の過度な上昇も抑制された．

Q3：患者の認識の変化は？
- 適切な運動や身体に負担かけすぎない動作方法の工夫は，耐久性を改善し，倦怠感が軽減されることを理解した．

3）次回評価時（1週間後）の状態の予測

- 全身の倦怠感の軽減が予測される．
- 運動時の倦怠感の軽減が予測される．
- 筋力・痛み・心理社会面での改善が予測される．

> **Pit Fall** 治療・再評価のたびに原病の進行や合併，化学療法などの治療による副作用などが出現していないか，随時確認しておく．

5　1週間後の再評価（入院12日目）

1）治療前の再評価

- 2回目以降の再評価時には，主訴や初回評価時に問題があった項目を中心に各評価を実施し，初期仮説や治療，指導内容に問題はなかったか，患者の状態の変化などを明らかにする．
- 再評価の結果によって，追加の情報収集や仮説の修正，それに伴う治療プログラムの変更を検討する．

2) 問診

- **PT** この1週間，疲れる感じはどうでしたか？
- **患者** 特に疲れが強まることはありませんでした．
- **PT** （これはよくなったと解釈できるのか？）
  この1週間はどの位動けていましたか？
- **患者** 動作を工夫したり，休憩を適度にとり入れることで，ベッドから起きてトイレに行ったりするのは自分ですべて行えました．腰もそんなに痛くなくなりました．ただCT検査に歩いて行った際には，とても疲れてしまい，1日寝込んでしまいました．
- **PT** 自分で体操はできていましたか？
- **患者** ベッド上の体操はそんなにきつくなく実施できました．脚をもち上げるのも楽になりました．
- **PT** それはよかったですね．他に何か気になることはありますか？
- **患者** この調子でいけば新しい治療（化学療法）を受けられるかもしれませんが，病気がよくなるかはまだ心配で，夜寝られないこともあります．
- **PT** わかりました．〔やはり予後への不安や抑うつ傾向が強い？心理面をスクリーニングツール（図3）で確認してみよう．〕

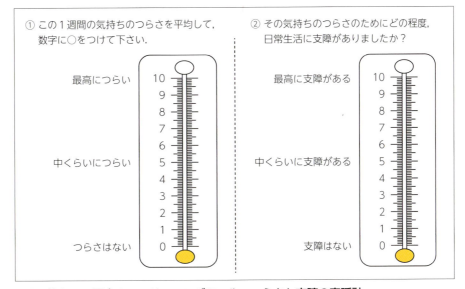

図3 抑うつ・不安のスクリーニングツール：つらさと支障の寒暖計
それぞれ4点以上となるとうつ病や適応障害の診断のためのさらなる評価が必要とされる．
文献13より引用

症例 ④ 1週間後の主観的評価から得た情報

全身状態：セルフケアは自立，自主練習継続ができており，倦怠感が増強することはなかった．
運動耐久性：長距離歩行で倦怠感増強．
疼痛：腰部痛改善傾向．
心理・社会面：抑うつ傾向が強い？

3）再評価項目

- 再評価の結果はおおよそ初回の治療後の予想通りであり，筋力や痛みにも改善点を認めた．一方，心理不安面での問題が強く示唆された．

	再評価項目	結果	解釈
1	バイタルサイン	・安静時心拍数 100 bpm，血圧 130/70 mmHg，呼吸数 20 回 ・廊下歩行時は心拍数 120 bpm，血圧 140/80 mmHg，呼吸数 25 回	安静時心拍数は変わらないものの，歩行時の変動が抑えられ，耐久性の改善が示唆される
2	倦怠感（修正Borgスケールにて）	・安静時 2 ・座位時 3 ・歩行時 5	全体的に倦怠感は改善していた
3	疼痛評価	腹部痛は常に存在するも NRS 4 程度と軽減，腰部痛は起き上がる最中や歩行時に 1〜2 程度となった	動作方法の工夫や筋力増強により負担のない身体活動が行えるようになった結果だと考えられる
4	神経学的検査	特になし	合併症は出現していない
5	徒手筋力検査	上下肢共に MMT 5，体幹 MMT 4 程度	全身筋力の改善を認めた
6	歩行分析	歩行は正常パターン，倦怠感出現するが 60 m 程度の連続歩行が可能	歩行耐久性改善を認める
7	5回反復起立テスト	所要時間 13 秒，動作は円滑となったが，実施後の倦怠感継続	筋パワー改善を認めるが，倦怠感は継続
8	起居動作・ADL	起き上がり，立ち上がり時に手すり保持を使用．ADL は階段昇降以外自立	手すりを用いることで起居動作は自立レベル
9	心理社会的要因の評価	つらさと支障の寒暖計[13] を用いてうつ病のスクリーニングを行った	つらさ 5 点・支障 4 点であり，うつ病のリスクがある

4）思考プロセス

Q1：倦怠感が改善した原因は？
- 有酸素運動が倦怠感や抑うつ，不安感の改善には効果的であり，全身筋力も徐々に改善し，起居動作や歩行も行いやすくなってきたためだと推測される．

Q2：運動耐久性が改善した原因は？
- 血球値や栄養状態などの改善に加え，運動負荷の調節が適当で廃用の要素が改善してきたためだと推測される．

Q3：ADLに関して注意点は？
- 必要に応じて手すりを保持するなど現状維持が必要．歩行での長距離移動時に倦怠感が強まったエピソードもあり，病院内や屋外の移動は車椅子の活用も重要．

5) 2回目の治療

	治療項目	目的
1	四肢・体幹筋力増強練習	全身筋力増強を促すため，前回の運動に加え，立位でのスクワット・カーフレイズなどの筋力増強運動を追加する
2	有酸素運動（修正Borgスケールで3～4程度）	疲労を過度に増強させない範囲でエルゴメータ練習を取り入れ，更に耐久性改善を行う ※倦怠感が強い際にはリカベント型エルゴメータ（図4）が有効である
3	歩行練習	休憩を挟みながら心拍数110～120 bpm前後で歩行距離を延長させ，疲労を増強させない範囲での活動量増加を促す
4	呼吸練習・リラクセーション法	深呼吸を促すことにより呼吸効率を改善させ，耐久性改善を促すとともに全身のリラクセーションをはかり，不安の軽減をはかる
5	エネルギー温存・活動療法	治療は疲労の少ない午前中に実施し，午後十分な休憩を取ったあとに自主練習を実施することで，疲労感を増強することなく効率良い運動を行う
6	自主練習・動作指導	検査時などの長距離移動の際には車椅子を用いて，過負荷を避ける
7	心理専門家の紹介	心理社会面に関して，より適切な支援を行うため，緩和ケアチームに依頼し，臨床心理士の介入，必要に応じて薬物療法の介入を検討

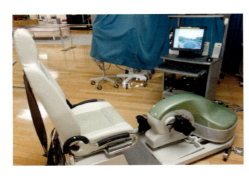

図4 リカベント型エルゴメーター（ストレングスエルゴ240）
座位で実施できるが，乗り移る際には転倒，転落しないように注意が必要．負荷調整が行えるものの場合は，患者の身体状況に合わせた負荷を設定する．

 がん患者は複雑な心理社会的問題を有する場合が多く，必要に応じて心理専門家の紹介が重要である．

おわりに

- がんに伴う倦怠感にはさまざまな要因があるが，本症例では問診による主観的評価と身体的評価を進め，原疾患の進行状況や治療による副作用の影響に加え，廃用症候群による全身筋力低下，運動耐久性低下を主要な仮説として治療を進めた．
  - 結果として，倦怠感の改善や歩行距離の延長などが可能となり，機能的改善を促すことができた．
  - 一方，代償的な介入として起居動作時の手すりの活用や長距離歩行時の車椅子利用なども進め，QOL向上を図った．
- 評価を進めるにつれ明らかなった心理社会的な問題点に対して，適切な専門職の紹介を行うなど，他職種との連携も進めた．複雑な障害像を呈するがん患者に対して，このような的確なリーズニングを行うことでより適切な介入が可能となり症状緩和にも寄与できると考えられる．

文献

1) 「専門家をめざす人のための緩和医療学」(日本緩和医療学会/編), 南江堂, 2014
2) Radbruch L, et al：Fatigue in palliative care patients - an EAPC approach. Palliat Med, 22：13-32, 2008
3) Ahlberg K, et al：Levels of fatigue compared to levels of cytokines and hemoglobin during pelvic radiotherapy：a pilot study. Biol Res Nurs, 5：203-210, 2004
4) 田沼 明：がんのリハビリテーションに必要な知識：疲労の問題．クリニカルリハビリテーション, 25 (10)：996-999, 2016
5) 「がん患者のリハビリテーション－リスク管理とゴール設定」(宮越浩一/編), メジカルビュー社, 2013
6) 「がんのリハビリテーションベストプラクティス」(日本がんリハビリテーション研究会/編), 金原出版, 2015
7) 宮越浩一：がんのリハビリテーションに必要な知識：がんにおける評価．クリニカルリハビリテーション, 25 (8)：781-786, 2016
8) Okuyama T, et al：Validation study of the Japanese version of the brief fatigue inventory. J Pain Symptom Manage, 25：106-117, 2003
9) Ikezoe T et al：Physical function screening of institutionalized elderly women to predict their risk of falling.jpn J Phys Fit Sport 58 (5)：489-498, 2009
10) 辻 哲也：ガイドラインの策定の経緯とその後の動向．Jpn J Rehabil Med 53 (2)：110-114, 2016
11) Cramp F & Byron-Daniel J：Exercise for the management of cancer-related fatigue in adults. Cochrane Database Syst Rev, 11：CD006145, 2012
12) Mishra SI, et al：Exercise interventions on health-related quality of life for people with cancer during active treatment. Cochrane Databese Syst Rev. 8：CD008465, 2012
13) Akizuki N, et al：Development of an Impact Thermometer for use in combination with the Distress Thermometer as a brief screening tool for adjustment disorders and/or major depression in cancer patients. J Pain Symptom Manage, 29：91-99, 2005

第5章 その他のクリニカルリーズニング

2. 心不全（フレイル）

フレイルを呈している心不全に対し，どのような運動療法を行うか？

河野裕治

はじめに

心不全やCOPDなどの内部疾患の特徴は，高齢者が多く，増悪をくり返すことで心肺機能のみならず，骨格筋を主とする全身の臓器予備能が低下する"フレイル"の状態に陥りやすい．フレイルは予後を悪化させることから，治療標的としての管理が重要となる．
本症例では急性期病院入院期よりフレイルの概念を応用して，高齢慢性心不全患者のリーズニングを進めた．

1 事前の情報整理

1）入手した情報は？

- 問診前に医師や他部門から得られた情報を整理する．

> **症例** ①医師からの情報
>
> **診断名**：慢性心不全，虚血性心筋症
> **年　齢**：79歳　　**性　別**：女性
> **併存疾患**：心房細動，貧血，気管支喘息
> **現病歴**：5年前に心筋梗塞を発症．その後当院で外来フォローされていた．1週間ほど前から労作時の息切れと下腿浮腫の出現を認め，心不全増悪入院となった．
> **入院時**：血圧 112/76 mmHg，心拍数 121 bpm，NYHA 分類 Ⅲ度，SpO_2 97%，心不全入院5回
> **血液生化学検査**：表1参照
> **心エコー**：左房径 44.7 mm，左室拡張末期径/収縮末期径 66.6 mm/61.5 mm，左室駆出分画（EF）23%
> **下大静脈径**：21.0 mm
> **心電図**：心房細動
> **胸部X線**：心臓胸郭比（CTR）65.1%，胸水・肺うっ血あり
> **点滴静注**：カルペリチド
> **内服薬（mg，1日量）**：ビソプロロール（10），フロセミド（40），トルバプタン（15），ピモベンダン（2.5），ワルファリン（1），ジゴキシン（0.5）
> **家族構成**：夫と2人暮し

表1 血液生化学検査所見（入院時所見）

WBC	$4.5 \times 10^3/\mu L$	HDLコレステロール	50 mg/dL
Hb	10.1 g/dL	中性脂肪	70 mg/dL
CRP	0.57 mg/dL	BUN	56 mg/dL
TP	5.4 g/dL	Cr	1.73 mg/dL
Alb	2.8 g/dL	eGFR	22.9 mL/min/1.73 m^2
血清Na	140 mEq/L	NT-proBNP	31,048 pg/mL
LDLコレステロール	195 mg/dL		

2）この段階での考察は？

- 内部障害疾患では診療録から得られる情報量が多いため，「病態」や「フレイル」など考察する目的を明確にして，必要な情報を整理する．
- この段階で重要なことは，各考察事項に対して抽出された関連因子から除外できる因子を明確にすることである．

1 思考プロセス

- 情報を整理し，患者像の考察をする．

◆ 考察を支持する所見・否定する所見 ①事前情報から

考察（考慮すべき順）	考察を支持する所見	考察を否定する所見
❶ 心不全は重症？	◎ 心収縮能が低値 ◎ 心不全入院5回目 ◎ 予後関連因子※1が多い ◎ 心不全歴5年 ◎ 低栄養（TP，Alb） ◎ 多剤服用	× 入院時収縮期血圧が100 mmHg以上 × 初期治療で点滴強心薬使用なし
❷ フレイルの存在は？	◎ 心不全歴5年 ◎ 低栄養（TP，Alb） ◎ 多剤服用 ◎ 高齢女性	—

◆ 思考プロセス ①事前情報からの考察

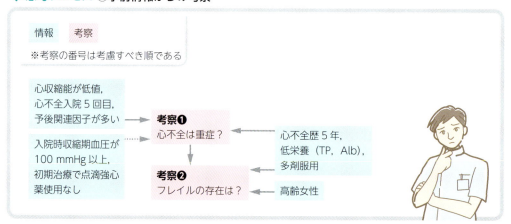

> **※1 心不全の予後関連因子**
> 心不全の予後関連因子は多く報告されているが,入院時検査所見で判断可能な因子としては,入院時収縮期血圧（＜100 mmHg）,NT-proBNP（≧8,000 pg/dL）,Na（＜135 mEq/L）,Hb（＜12.3 mg/dL）,Alb（＜3.0 mg/dL）などがあげられる[1].一般的に心不全の重症度の指標にはBNP（NT-proBNP）が用いられるが,BNPのみではなくこれらの因子の保有数を心不全重症度の目安とすると,全身性疾患としての心不全病態の把握には有用である.

2 Check Point

Q1：フレイルとは？

- フレイルについて,日本老年医学会では以下のように定義している.
- 「フレイル（虚弱）とは,高齢期に生理的予備能が低下することでストレスに対する脆弱性が亢進し,生活機能障害,要介護状態,死亡などの転帰に陥りやすい状態で,筋力の低下により動作の俊敏性が失われて転倒しやすくなるような身体的問題のみならず,認知機能障害やうつなど精神・心理的問題,独居や経済的困窮などの社会的問題を含む概念である」[2].
- フレイルはロバスト（健常状態）と要介護状態の中間に位置し,介入によりロバストへの回復が可能である状態を示す（図1）.
- 心不全やCOPDなどの慢性疾患は,炎症や酸化ストレス,ホルモン調整異常など病態特異的な状態（カヘキシア）により骨格筋量が減少し（サルコペニア）,さらにフレイルに陥りやすい状態である（図2）[3].

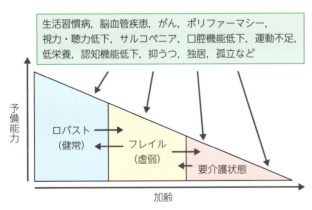

図1　フレイルの概念

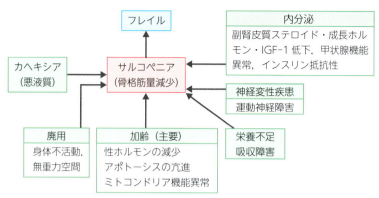

図2 慢性疾患におけるサルコペニア（骨格筋量の減少）の背景因子

慢性疾患患者におけるサルコペニアは，従来の加齢による骨格筋量の減少に加え，慢性疾患の症状悪化に伴う身体不活動，さらに慢性疾患病態特有の交感神経活性やレニン・アンジオテンシンなどのホルモン活性など種々の因子が関与してさらなる骨格筋量の減少や骨格筋機能の低下をきたす．
文献3を参考に作成

Q2：フレイルを疑う所見は？

- フレイルの評価方法は種々報告されているが，そのほとんどが地域在住高齢者を対象として開発されており，入院中の患者に応用することが困難となっている．
- 地域高齢者に対してよく用いられるものにはFriedらのCHS基準[4]や，わが国の高齢慢性心不全患者向けに開発された山田らの基準[5]がある（表2）．
- フレイルは女性に多く，その特徴は高齢，認知機能低下，低栄養，多剤服薬，低身体活動，また心不全患者では左室拡張能障害を有することが多い[6]．

表2 フレイルの診断方法

診断方法	診断基準
CHS基準 （Friedら）	※該当数　0：ロバスト，1～2：プレフレイル，3～5：フレイル ・俊敏性低下（歩行速度の下位20%） ・筋力低下（握力の下位20%） ・活動性低下（男性＜383 kcal/週，女性＜270 kcal/週） ・倦怠感（CES-Dの2つの質問） ・体重減少（意図しない年間4.5 kg以上の減少） ※世界中で最も頻用されている
CFS （Rockwoodら）	・患者の健康情報をもとに臨床的判断で9段階のカテゴリーに分類する ・特殊な計測を必要とせず，シルエットのイメージが付記されているため，評価に時間を要しない
基本チェックリスト （厚労省研究班）	・25項目で構成される生活状況に関する質問紙票 ・CHS基準などとの関連性も確認され，2年後の新規要介護認定の発生との関連も認められている
心不全患者に対するフレイル基準 （山田ら）	3項目以上の該当でフレイルと判定 ・歩行速度（10 m歩行時間＞12秒） ・握力低下（男 ≦26 kg，女 ≦17 kg） ・易疲労性（PMADL-8 ≧22，表3）[7] ・体重減少（≧6%/6カ月） ※本邦の心不全患者を対象に作成した基準．保有数と予後との関連が認められている

CHS：cardiovascular health study，CFS：clinical frailty scale

表3 PMADL-8

1	ものにつかまらず，床から立ち上がる・腰を下ろす
2	お風呂で体と髪を洗う
3	手すりにつかまらず，2階までのぼる
4	掃除機をかける
5	重い引き戸を開ける・閉める
6	車に乗り降りする
7	同年代の人と同じ速さ歩く
8	ゆるやかな坂道を10分のぼる

回答のスコア　1：とても楽　2：やや楽　3：ややつらい　4：とてもつらい
PMADL-8：performance measure for activities of daily living-8

2 主観的評価（入院2日目）

1）主観的評価の計画とその理由

- 臨床推論の過程でフレイルが疑われる場合，フレイルと病態との関連性を理解する．
- 開始初期は病態が不安定であり，身体機能評価が困難なことが多い．入院前の生活状況などの情報収集から，フレイルが入院前から存在する可能性があるかを判断する．
- 最終的にはこの段階で行う問診と，次に実施する身体機能評価の結果を統合しながら検証を進めていく．

 心不全増悪時の主な症状は，体液貯留による体重増加や息切れなどの易疲労性があげられる．問診で入院直前の情報を聴取すると，体重がすでに増加している場合フレイルの体重減少に対しては過小評価され，易疲労性に関しては病態特異的な疲労感と重なるため過大評価されることがある．したがって問診ではフレイルの確定診断ではなくフレイルの除外診断を進めていく．

2）問診

PT　入院前はデイケアなどの介護サービスは利用していましたか？
患者　いいえ，介護保険のお世話にはなっておりません．
PT　普段は外出することはありますか？
患者　病気になってからは，病院に行くとき以外はあまり外出しませんね．
PT　家のなかの生活で何かお手伝いしてもらっていることはありましたか？
患者　身の回りのことは自分でやっていました．
PT　歩くときに杖やシルバーカーは使っていましたか？
患者　特に何も使っていませんでしたよ．
PT　歩くときや荷物をもつときに，今まで以上に疲れやすく感じることはありますか？
患者　はい，歩くのは遅くなったし，ほとんど2階に行かなくなりました．
PT　最近は食欲低下や眠れないことがありますか？
患者　ごはんはいつも通りと思いますが，やっぱり眠れませんね．

症例 ②主観的評価から得た情報

日常生活：介護保険サービスの利用なし，基本的なADLは自立，外出機会が少ない．
易疲労性：活動時に疲れやすい．
その他：睡眠障害の可能性あり．

3) この段階での考察は？

- 身体機能評価に移る前に，これまでに収集した情報を統合して考察を進める．

1 思考プロセス

◆ 考察を支持する所見・否定する所見 ②主観的評価から　※青字は新たな所見

考察（考慮すべき順）	考察を支持する所見	考察を否定する所見
❶ 心不全は重症？	◎ 心収縮能が低値 ◎ 心不全入院5回目 ◎ 予後関連因子が多い ◎ 心不全歴5年 ◎ 低栄養（TP，Alb） ◎ 多剤服用	× 入院時収縮期血圧が100 mmHg以上 × 初期治療で点滴強心薬使用なし
❷ フレイルの存在は？	◎ 心不全歴5年 ◎ 低栄養（TP，Alb） ◎ 多剤服用 ◎ 高齢女性 ◎ 外出機会が少ない ◎ 易疲労性あり ◎ 睡眠障害あり	× 介護保険サービスの利用なし × 基本的なADLは自立

◆ 思考プロセス ②主観的評価からの考察

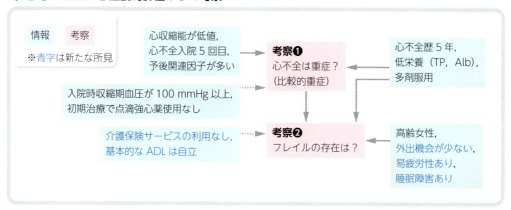

2 Check Point

Q1：問診が終わった段階でフレイルを疑う所見は？
- 介護保険サービスの利用がないことから要介護状態であることは否定される．しかし外出頻度の低下や身体機能の低下を疑う所見からロバスト（健常状態）であることも否定される．
- 睡眠障害から精神心理的要因（抑うつ）などの関与も考えられる．

3 身体的評価（入院4日目）

- 運動療法場面で治療対象となるのは身体的フレイルであるため，できるだけ早期に正確なフレイルの評価が必要になる．
- 身体機能のみでなく精神心理・認知機能なども含めて総合的なフレイルの評価が重要となる．

1）身体的評価項目とその解釈（入院初診時）

	評価項目	目的	結果	解釈
1	歩行速度の測定 （10 m歩行テスト）	・俊敏性の低下を確認 ・目安 0.8 m/s未満	10 m歩行 9.23秒（1.08 m/s）	俊敏性低下なし
2	筋力の測定 （握力測定）	・筋力の低下を確認 ・目安 男＜26 kg 　　　 女＜18 kg	握力 右17.2 kg 　　　左16.3 kg	筋力低下の疑いあり
3	体重測定 （体重減少，BMI）	・体重減少を確認 ・目安 減少量≧6%/6カ月，BMI＜18.5	体重 40.3 kg BMI 18.2	体重減少の疑いあり
4	下腿周囲径	・筋肉量の減少を確認 ・目安 31.0 cm未満	右 30.1 cm 左 29.6 cm	筋量減少の疑いあり
5	上腕周囲径	・筋肉量の減少を確認 ・目安 21.0 cm未満	右 22.3 cm 左 21.8 cm	筋量減少の疑いなし
6	易疲労性評価 （SPPB[※2]，図3）	・易疲労性を確認 ・目安 SPPB＜12点	SPPB 10点	易疲労性に該当
7	精神機能評価 （GDS-5）	・抑うつ状態を確認 ・目安 GDS-5≧2点	GDS-5 2点	抑うつ疑いあり
8	認知機能評価 （MMSE）	・認知機能低下を確認 ・目安 MMSE＜23点	MMSE 26点	認知機能低下なし

下腿周囲径は浮腫の有無を確認することが必要

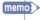

> ※2 SPPB（short physical performance battery，図3）
> SPPBはバランス，歩行速度，椅子からの立ち上がりで構成され，各テストを0～4点で採点するテストバッテリーで，高齢者の下肢機能を評価する目的で開発された．最近ではサルコペニアの診断にも用いられる[8]．

1) バランステスト

閉脚立位		セミタンデム立位		タンデム立位
	10秒可能 →		10秒可能 →	

閉脚立位	セミタンデム立位	タンデム立位
両脚をつけた状態で10秒間保持	片方の足のかかとと片方の足の親指をつけた状態で10秒間保持	かかとつま先をつけた状態で10秒間保持
2点　—	2点　—	2点　10秒可能
1点　10秒可能	1点　10秒可能	1点　3〜9.99秒可能
0点　10秒未満，実施困難	0点　10秒未満，実施困難	0点　3秒未満，実施困難
↓実施困難	↓実施困難	↓終了後

2) 歩行テスト（4 m）

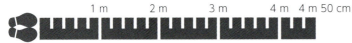

4 m歩行時間を2回測定し，良い方の結果を使用

4点	4.82秒未満
3点	4.82〜6.20秒
2点	6.21〜8.70秒
1点	8.70秒以上
0点	実施困難

3) 椅子立ち上がりテスト

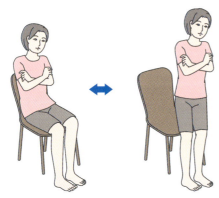

4点	11.19秒未満
3点	11.20〜13.69秒
2点	13.70〜16.69秒
1点	16.7秒以上
0点	60秒以上，実施困難

被験者は腕を組んだまま，できるだけ早く椅子からの立ち上がり・座りを5回繰り返す
※椅子立ち上がりテストでは，プレテストとして，被験者に腕を組んだまま椅子から立ち上がらせる．実施困難な場合，0点としてテスト終了．

図3　SPPB
文献9を改変して転載

2）思考プロセス

1 思考プロセス

- 客観的評価の結果から考察する．

◆ 考察を支持する所見・否定する所見 ③身体機能評価から　※青字は新たな所見

考察（考慮すべき順）	考察を支持する所見	考察を否定する所見
❶ 心不全は重症？	◎ 心収縮能が低値 ◎ 心不全入院5回目 ◎ 予後関連因子が多い ◎ 心不全歴5年 ◎ 低栄養（TP，Alb） ◎ 多剤服用	× 入院時の収縮期血圧が100 mmHg以上 × 初期治療で点滴強心薬使用なし
❷ フレイルの存在は？	◎ 心不全歴5年 ◎ 低栄養（TP，Alb） ◎ 多剤服用 ◎ 高齢女性 ◎ 外出機会が少ない ◎ 易疲労性あり ◎ 睡眠障害あり ◎ 筋力低下あり ◎ 体重減少の疑いあり ◎ 抑うつあり	× 介護保険サービスの利用なし × 基本的なADLは自立 × 俊敏性低下なし × 認知機能低下なし

◆ 思考プロセス ③身体的評価後の考察

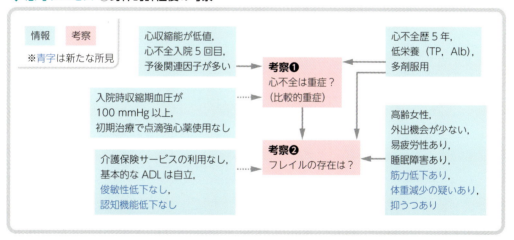

2 Check Point

Q1：身体的評価で注意すべきことは？

- 特に慢性心不全の急性増悪期では，水分貯留や浮腫の影響でフレイルの判断基準にある**体重や下腿周囲径**は**過大評価**される可能性が高い．
- また血行動態が不安定な時期の歩行速度や筋力の測定は病態悪化につながる可能性も否定できない．評価時期の目安としては血行動態が安定し水分貯留がなくなった時点，つまり

点滴強心薬（ノルアドレナリン，ドブタミン）や点滴利尿薬（フロセミド，カルペリチド）が終了し下腿浮腫が軽減した時点が望ましい．

Q2：入院期フレイル評価基準とその目的は？
- 現在用いられているフレイルの基準は地域在住高齢者や外来患者に対するものであり，急性期病院入院患者に対する評価基準はない[10]．
  - 評価項目のなかでも身体活動量や易疲労性などは入院環境や病態・治療に修飾されるため評価の妥当性に乏しく，さらに体重減少も長期の経過観察が必要となるため入院時の正確な判定は困難である．
  - したがって入院期は暫定的なフレイルの判定となるが，運動療法プログラム立案の際には重要な情報となるため，病棟離床プログラムが終了し運動療法を開始する際には必須評価になる．
- 今回は俊敏性低下，筋力低下，体重減少の3項目中2項目で該当するため，暫定的にフレイルありと判断して治療を進めた．

4 初回の治療（入院4日目）

- 効果的な治療を実施するためには，医学的評価による根拠に基づいたプログラムの立案（運動処方）が重要となる．
- 運動療法開始早期の目的は，運動に対する耐性を高めていき，プログラム立案の際には身体機能や心機能のみでなく，精神心理機能（抑うつ）も考慮し，プログラム内容を修正しながら進めていく．

1）運動療法開始時のプログラム立案（図4，表4）

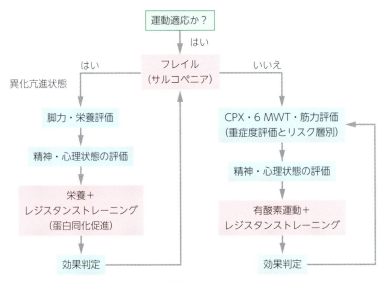

図4　フレイルを取り入れた運動処方の流れ
文献11を改変して転載

表4 初回のプログラム内容

	プログラム内容	目的と根拠
0	栄養状態の確認	フレイルに該当する患者には，運動療法に加え，栄養介入（特に蛋白質摂取）を併用する
1	レジスタンストレーニング	フレイルは筋蛋白異化作用が亢進している状態であることから，筋蛋白同化作用を促すレジスタンストレーニングを積極的に実施することが重要になる
2	ADLトレーニング	・退院後の生活活動状況を把握し，必要な活動・活動量を獲得する ・これは単に歩行や階段昇降のみではなく，家事動作なども含む ・可能であれば作業療法の導入も検討する
3	疾病管理教育	心不全再増悪予防に対して，適切な運動・身体活動処方をし，退院後の自己管理のための情報を提供する
4	環境調整	・フレイルは転倒との関連も強い．必要に応じて歩行補助具を検討する ・また必要であればソーシャルワーカーなどと退院後の介護サービスを調整し，退院後の管理体制を整える

- フレイル患者に対するレジスタンストレーニングの処方での留意点とポイントは以下の通りである．
  - フレイルの生理学的背景には，炎症や酸化ストレスにより筋蛋白異化が亢進している状態であると報告されている[12]．レジスタンストレーニングは主に強度（重さ）と回数で負荷量が決定される．急性期では過負荷による病態悪化に十分注意する必要があるため，開始初期では低強度で回数やセット数を多くすることが勧められる．
  - また高齢心不全患者ではType I 線維が特異的に減少する骨格筋特性を示すことから[13]，Type II 線維の神経刺激頻度を上げるために1回の収縮時間を長く（5秒程度）とることもポイントとなる．

2) 運動療法開始後のモニタリングポイント

	モニタリング項目	内容
1	病態のモニタリング	疾患特異的な症状をモニタリングする ・心不全：体重増加，下腿浮腫増加（周囲径増加），胸部X線での肺うっ血・胸水の増加，不眠，食欲不振など ・呼吸不全：SpO_2の低下，呼吸困難感の増大，痰の量の増加，聴診上の肺雑音の悪化など
2	運動負荷量のモニタリング	・運動中はBorgスケール11〜13を目安に負荷量を管理する ・運動後は上記指標のモニタリングで病態悪化がないことに加え，筋肉痛・関節痛など運動器に対する過負荷のモニタリングも重要となる
3	治療状況のモニタリング	病態が安定した後は，病因の探索や服薬調整のため，検査や治療状況などの環境が変わることもある．常に服薬変更や検査内容・日程などを把握することが重要となる

 高齢心不全患者では運動中や直後は異常が認められない場合でも，翌朝増悪していることもよく経験する．したがって，ある時点での状態評価ではなく翌朝までの経過を注意深く観察することが重要になる．

5 初回治療以降の再評価（入院4日以降）

1）フレイルの再評価

- 入院期での評価では，一時的な安静による一過性の筋力低下であるあるため，運動療法開始に改善する可能性がある．運動療法開始当初は**1週ごとにフレイルの評価**を実施すべきである．
- また，抑うつを併存する症例では，筋肉量の低下を認めなくても身体機能低下をきたすことも多いため，運動耐性の改善目的でフレイル症例と同様の対応をすることも必要である．
- 急性増悪期では，病態治療に伴う安静臥床のため筋活動が減少するため，一時的に骨格筋機能が低下する．この背景には廃用や炎症などに伴う骨格筋量の減少に加え，神経筋単位の減少があげられる．
- 運動開始初期には神経筋単位が増加するため，筋力の早期改善が期待できる．フレイルに該当したものは，入院期間は週に1度，外来通院時は月に1度フレイルを再評価し，運動プログラムを再考することが望ましい．

2）身体機能の再評価項目とその解釈

	評価項目	目的	結果	解釈
1	歩行速度の測定 （10 m 歩行テスト）	・俊敏性の低下を確認 ・目安 0.8 m/s 未満	10 m 歩行 8.33秒（1.2 m/s）	俊敏性低下なし
2	筋力の測定 （握力測定）	・筋力の低下を確認 ・目安 男＜26 kg 　　　女＜18 kg	握力 右 19.3 kg 　　 左 18.5 kg	筋力改善傾向
3	体重測定 （体重減少，BMI）	・体重減少を確認 ・目安 減少量≧6%/6カ月，BMI＜18.5	・体重 40.5 kg ・BMI 18.2	体重の増減なし
4	易疲労性評価 （SPPB）	・易疲労性を確認 ・目安 SPPB＜12点	SPPB 12点	改善

3）プログラムの再処方

- フレイルを呈さない場合はガイドライン[14]などで推奨されている運動処方にしたがうことが望ましい．しかし，高齢患者では心肺運動負荷試験が実施困難な症例も多いため，有酸素運動では自転車エルゴメータを用いて最低負荷から開始し，運動耐性を高めていくことが重要になる．
- 本症例の運動処方
    - ▶ 有酸素運動：自転車エルゴメータ（リカンベントタイプ），5分×3セット
    - ▶ レジスタンストレーニング：1.5 kgの錘で膝伸展運動，腿上げを左右10回×3セット
    - ▶ ストレッチ（上下肢大筋群）

高齢心不全患者に対する運動処方の注意点は以下の通りである[1].
- 目標運動量に到達するまでのコンディショニング期間を十分とる.
- 低強度,短時間より開始し,運動回数→運動時間→運動強度の順に運動量を上げる.
- 運動療法の開始初期はレジスタンストレーニングを導入し,末梢骨格筋の運動耐性を高める.

おわりに

- 本稿では高齢慢性心不全患者に対して,事前情報や問診からフレイルの併存を予測し,身体機能評価によってフレイルを評価し,フレイルの有無に応じた運動プログラムの立案・治療を実施した.フレイルは単なる廃用性の身体機能低下と捉えるのではなく,特に内部障害患者では病態特異的な症状として捉え,リハビリテーション治療の対象であることを認識する必要がある.

- フレイルを呈した場合では,運動療法の効果を十分に得るためには蛋白質やビタミンDなどの栄養素が十分に摂取されていることが必要となる.したがって本稿ではあまり触れていないが,管理栄養士の介入や言語聴覚士による嚥下・口腔機能評価など多職種が連携をとって管理していくことが重要となる.

文献

1) McMurray JJ, et al：ESC guidelines for the diagnosis and treatment of acute and chronic heart failure 2012：The Task Force for the Diagnosis and Treatment of Acute and Chronic Heart Failure 2012 of the European Society of Cardiology. Developed in collaboration with the Heart Failure Association (HFA) of the ESC. Eur J Heart Fail, 14：803-869, 2012
2) フレイルに関する日本老年医学会からのステートメント (https://www.jpn-geriat-soc.or.jp/info/topics/pdf/20140513_01_01.pdf)
3) Cruz-Jentoft AJ, et al：Sarcopenia：European consensus on definition and diagnosis：Report of the European Working Group on Sarcopenia in Older People. Age Ageing, 39：412-423, 2010
4) Fried LP, et al：Frailty in older adults：evidence for a phenotype. J Gerontol A Biol Sci Med Sci, 56：M146-M156, 2001
5) Yamada Y, et al：Frailty may be a risk marker for adverse outcome in patients with congestive heart failure. ESC Heart Failure 2015；Online Liburaly, DOI：10.1002/ehf2.12052
6) Morley JE, et al：Frailty consensus：a call to action. J Am Med Dir Assoc, 14：392-397, 2013
7) Yamada S, et al：Functional limitations predict the risk of rehospitalization among patients with chronic heart failure. Circ J, 76：1654-1661, 2012
8) Guralnik JM, et al：A short physical performance battery assessing lower extremity function：association with self-reported disability and prediction of mortality and nursing home admission. J Gerontol, 49：M85-M94, 1994
9) 河野健一：腎疾患の理学療法「内部障害理学療法学」(松尾善美/編), 293, 羊土社, 2016
10) Bouillon K, et al：Measures of frailty in population-based studies：an overview. BMC Geriatr, 13：64, 2013
11) 山田純生：急性心筋梗塞,慢性心不全のリハビリテーション.診断と治療, 102：367-376, 2014
12) Walston J, et al：Research agenda for frailty in older adults：toward a better understanding of physiology and etiology：summary from the American Geriatrics Society/National Institute on Aging Research Conference on Frailty in Older Adults. J Am Geriatr Soc, 54：991-1001, 2006
13) Sarma S & Levine BD：Soothing the sleeping giant：improving skeletal muscle oxygen kinetics and exercise intolerance in HFpEF. J Appl Physiol (1985), 119：734-738, 2015
14) 「心血管疾患におけるリハビリテーションに関するガイドライン（2012年改訂版）」(日本循環器学会/編), 2013

第5章　その他のクリニカルリーズニング

3. 心不全（在宅）

在宅維持期の心不全に対し，どのような自立支援を行うか？

竹村 仁

はじめに　在宅での訪問リハビリテーションは医療保険および介護保険下，そして介護予防・日常生活支援総合事業（いわゆる総合事業）で実施される．その対象は軽度者から重度者までさまざまである．いずれにしても自立を支援し，生活課題を改善するためのリーズニングが必要である．自立を支援するという視点を理解しやすい軽度者の症例でリーズニングを提示する．

1 事前の情報整理

1）入手した情報は？

- ケアマネジャーから，総合事業での訪問リハビリテーションの依頼情報を確認する．

> **症例** ①医師の意見書＋ケアマネジャーからの情報
> **診断名**：慢性心不全，糖尿病
> **年　齢**：78歳　　**性　別**：男性
> **介護度**：総合事業対象者
> **既往歴**：50歳より糖尿病発症，62歳で心筋梗塞，70歳で脳梗塞を発症（麻痺はなし），77歳（半年前に）心不全で入院歴あり．
> **主　訴**：もともとは高校の体育教師をしており体格はよかった．心不全入院後から活動性が低下していた．3カ月前の転倒をきっかけに，引きこもりがちとなり外出頻度が激減した．それまで通っていた囲碁のサークルにも行かなくなった．そのために，体力が低下し，入浴も妻が一部介助するようになった．妻は症例のもの忘れも気にしている．
> **目　標**：2カ月後には入浴が一人ででき，3カ月後には囲碁サークルに再び通えるようにする．

2）訪問する前に必要な情報を整理する

- 訪問リハビリテーションを開始時の情報はこの程度のことが多い．まして総合事業であればなおさらである．さらに必要な情報を整理してみる（**表1**）．

表1　もっと必要な情報はないか？

安全に介入できるか？	ほしい情報	理由
①心不全のコントロールは？ （現在は「息切れに注意する」という情報のみ）	・服薬情報 ・心機能 ・心不全で入院した原因	・服薬でどんな病態か予測できる ・運動負荷量設定ができる ・慢性心不全を増悪させる要因を特定できる
②糖尿病のコントロールは？	・HbA1c ・服薬情報	・病態の予測ができる ・薬の種類によっては低血糖を回避するため運動時間を設定できる
③転倒した要因は？	・服薬情報 ・転倒理由と場所	・痛み止めを飲むほどか確認できる ・下肢筋力低下やバランス能の低下によるもの，睡眠導入薬によるふらつきや眩暈によるものなど判別できる
④入浴動作の一部介助とは？	介助部分	入浴動作のどの部分に介助しているか？
⑤もの忘れの程度は？	認知機能	生活全般，例えば服薬にも影響する可能性がある
⑥囲碁サークルまでどうやっていくか？	交通手段や距離	・目標となっているが距離はどの程度あるのか？ ・公共交通機関は利用できるのか？

 総合事業での訪問リハビリテーションでは医師の意見書がなくても介入可能なため[1]，逆に積極的にかかりつけ医師や急性期病院（本症例の場合は前回入院病院）からの情報収集が必要である（図1）．

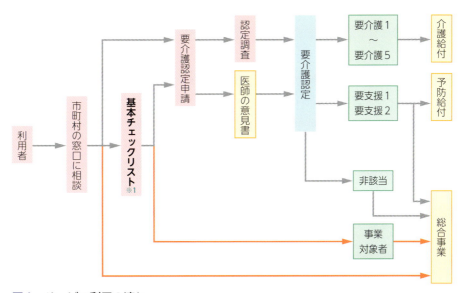

図1　サービス利用の流れ
➡：医師の意見書がなくても介入可能な過程
文献1を参考に作成

> **memo**
> **※1 基本チェックリスト（表2）**
> 基本チェックリストとは，はい/いいえで答える，手段的日常生活動作能力（IADL）5項目，運動機能5項目，栄養・口腔機能5項目，認知機能・閉じこもり5項目，うつ5項目の25項目の質問で構成されている．基準点をこえれば総合事業対象者となる．また，身体的フレイルの簡易テストとしても使用でき該当4〜7項目でプレフレイル，8個以上でフレイルと捉えることができる[1,2]．

表2 基本チェックリスト

	No.	質問項目	回答：いずれかに○をお付けください	
IADL	1	バスや電車で1人で外出していますか	0.はい	1.いいえ
	2	日用品の買い物をしていますか	0.はい	1.いいえ
	3	預貯金の出し入れをしていますか	0.はい	1.いいえ
	4	友人の家を訪ねていますか	0.はい	1.いいえ
	5	家族や友人の相談にのっていますか	0.はい	1.いいえ
運動機能	6	階段を手すりや壁をつたわらずに昇っていますか	0.はい	1.いいえ
	7	椅子に座った状態から何もつかまらずに立ち上がっていますか	0.はい	1.いいえ
	8	15分位続けて歩いていますか	0.はい	1.いいえ
	9	この1年間に転んだことがありますか	1.はい	0.いいえ
	10	転倒に対する不安は大きいですか	1.はい	0.いいえ
栄養・口腔機能	11	6カ月間で2～3 kg以上の体重減少がありましたか	1.はい	0.いいえ
	12	身長　　　cm　体重　　　kg（BMI＝　　　）*		
	13	半年前に比べて固いものが食べにくくなりましたか	1.はい	0.いいえ
	14	お茶や汁物等でむせることがありますか	1.はい	0.いいえ
	15	口の渇きが気になりますか	1.はい	0.いいえ
閉じこもり・認知機能	16	週に1回以上は外出していますか	0.はい	1.いいえ
	17	昨年と比べて外出の回数が減っていますか	1.はい	0.いいえ
	18	周りの人から「いつも同じ事を聞く」などのもの忘れがあると言われますか	1.はい	0.いいえ
	19	自分で電話番号を調べて，電話をかけることをしていますか	0.はい	1.いいえ
	20	今日が何月何日かわからない時がありますか	1.はい	0.いいえ
うつ	21	（ここ2週間）毎日の生活に充実感がない	1.はい	0.いいえ
	22	（ここ2週間）これまで楽しんでやれていたことが楽しめなくなった	1.はい	0.いいえ
	23	（ここ2週間）以前は楽にできていたことが今はおっくうに感じられる	1.はい	0.いいえ
	24	（ここ2週間）自分が役に立つ人間だと思えない	1.はい	0.いいえ
	25	（ここ2週間）わけもなく疲れたような感じがする	1.はい	0.いいえ

＊BMI＝体重（kg）÷〔身長（m）〕^{2}が18.5未満の場合に該当とする

基本チェックリストで総合事業対象者に該当する基準	考えられる所見
① No.1～20までの20項目のうち10項目以上に該当	複数の項目に支障
② No.6～10までの5項目のうち3項目以上に該当	運動機能の低下
③ No.11～12の2項目のすべてに該当	低栄養状態
④ No.13～15までの3項目のうち2項目以上に該当	口腔機能の低下
⑤ No.16～17の2項目のうちNo.16に該当	閉じこもり
⑥ No.18～20までの3項目のうちいずれか1項目以上に該当	認知機能の低下
⑦ No.21～25までの5項目のうち2項目以上に該当	うつ病の可能性

文献3を参考に作成

> **症例** ②心不全を治療した病院からかかりつけ医への退院サマリーの情報（6カ月前）
>
> 身　長：159 cm　　体　重：54kg　　BMI：21.4
> 左室駆出率（EF）：42％
> BNP（第2章-1参照）：6カ月前の入院時650 pg/mL，1カ月後の退院時～現在は100～150 pg/mLで推移．
> 不整脈：なし
> 服薬状況：降圧薬（Ca拮抗薬），β遮断薬，利尿薬，DPP4阻害薬，睡眠導入薬
> HbA1c：6.9％
> 医師のコメント：激しい息切れをするような運動は避けてください．

1 思考のプロセス

- まだ曖昧な部分が多いが，考察しながら原因について整理する．

◆ 介入を支持する所見・否定する所見 ①事前情報から

考察（考慮すべき順）	介入を支持する所見	介入を否定する所見
❶ 心不全のコントロールは良好？	◎ β遮断薬と利尿薬を服用中 ◎ 心機能は良好（EF 42％）	－
❷ 糖尿病のコントロールは良好？	◎ 低血糖を起こしにくい1剤のみ服用 ◎ HbA1c 6.9％	－
❸ 転倒が引きこもりの原因？	◎ 痛み止めが処方されていないので痛みはない	－
❹ 栄養状態は良好？	◎ BMI 21.4	－

◆ 思考プロセス ①事前情報からの考察

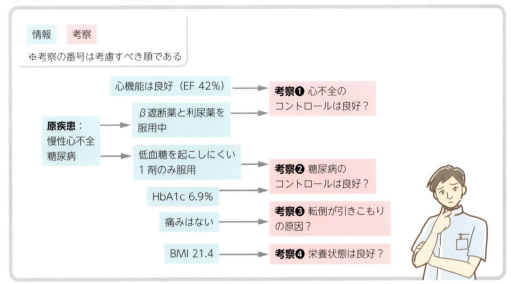

> **Pit Fall**　心不全という病名があるだけで生活期のリハビリテーションは敬遠されやすい．どの程度運動療法が可能かという情報と，自立を妨げている要因をリーズニングしていく．

2 Check Point

Q1：心不全のコントロールは？
- β遮断薬と利尿薬，その他として降圧薬の服用のみであるが，ガイドライン[4]からはNYHAの分類Ⅱ度程度と考えられる．かかりつけ医からも息切れをしない程度の運動が許可されていることから，心不全のコントロールは良好と思われる．

Q2：糖尿病のコントロールは？
- 低血糖発作を起こしにくいDPP4阻害薬1剤のみ処方とHbA1cの値から良好なコントロールがうかがえる．
- 食後の血糖上昇を抑えるため食後の訪問がよいのだが，本症例では低血糖のリスクが少ないので訪問時間に幅ができる．
- 逆にコントロール不良の場合，食生活や運動習慣を含めた改善策と薬物療法強化についてかかりつけ医に相談することが望ましい．

Q3：栄養状態に対する介入は必要か？
- 2015年の日本人の食事摂取基準では[5]，健康維持のための目標とするBMIは18歳〜49歳で「18.5〜24.9」，50〜69歳で「20.0〜24.9」，70歳以上で「21.5〜24.9」と設定された．
- 高齢者では特にフレイル・サルコペニアの予防および生活習慣病の予防の両者に配慮する必要がある．
- この基準に当てはめると，BMI 21.4の本症例では血糖コントロールは比較的良好であり，栄養状態に関する介入は現在のBMIが維持できていれば必要ない．

2 主観的評価

1) 主観的評価の計画

- 事前情報での不足分を聞きとり，評価できるように，また事前情報が正しいかをふまえながら効率よく評価する．

 事前情報がすべて正しいと思いこまずに，評価を進める．

2) 問診

PT 半年前に転倒したと聞きましたが，どこで何をしようとしていて転倒したのですか？
利用者 トイレに行こうとして床から立ち上がったら，つま先がカーペットに引っかかって転びました．
PT とても痛かったでしょう．今は痛みはないのでしょうか？
利用者 えぇ，でも何か自分が凄く弱った気がして，あれから歩くのが不安で外出も億劫になりました．
PT 入浴に奥さんの手助けがいると聞いていますが？
利用者 浴槽への出入りが上手くできません．特に出るときです．

PT	心臓や糖尿病のお薬はちゃんと欠かさずに飲めていますか？	
妻	最近，お薬が余るようになってきたので，私が管理しています．	
PT	奥様，その他もの忘れで困ることがありますか？	
妻	たまに財布などを探す程度ですが，年相応と思います．	
PT	囲碁サークルに行っていたと聞きました．また，参加したいですか？	
利用者	はい．	
PT	どのくらい離れた場所に，公民館（会場）はありますか？	
利用者	歩いて10分，800 mくらいの距離です．以前は運動と思って歩いて行っていました．	

症例 ③主観的評価から得た情報

転倒場所：居間でつま先が引っかかった．
痛　み：現在なし．
入浴介助部分：浴槽への出入り．
もの忘れ：財布を探す，薬が余る程度．
服薬状況：妻の管理で飲めている．
囲碁サークルの場所：歩いて10分，800 m先．

症例 ④追加情報

床からの立ち上がり：両手をテーブルについて何とか可能．
椅子からの立ち上がり：何かにつかまらないとできない（不安が強い）．
浴　槽：縁の高さ32 cm，浴槽の深さ62 cm，縁の幅10 cm，座るスペースはある．
食事制限：厳密な食事制限はなく，医師からは「カロリーを抑え糖尿病を悪化させないように」と「塩分の過剰摂取は控えるように」と言われている．それを気にしてか最近食べる量が減少している．

3）この段階での仮説は？

1 思考のプロセス

- 問診や，事前に収集した情報を踏まえて新たな情報を整理する．

◆ 介入を支持する所見・否定する所見　②主観的評価から　※青字は新たな所見

考察（考慮すべき順）	介入を支持する所見	介入を否定する所見
❶ 心不全のコントロールは良好？	◎ β遮断薬と利尿薬を服用中 ◎ 心機能は良好（EF 42％）	－
❷ 糖尿病のコントロールは良好？	◎ 低血糖を起こしにくい1剤のみ服用 ◎ HbA1c 6.9％	－
絞り込み！ ❸ 転倒が引きこもりの原因？	◎ 痛み止めが処方されていないので痛みはない ◎ 歩行に自信をなくした	－
❹ 栄養状態は良好？	◎ BMI 21.4	× 摂食量の減少
NEW ❺ 日常生活で介助が必要？	◎ 浴槽への出入りは妻が介助	－
NEW ❻ もの忘れの悪化？	◎ ときどき財布を探す ◎ 服薬管理は困難	－

（次ページに続く）

(続き)

考察（考慮すべき順）	介入を支持する所見	介入を否定する所見
NEW ❼ 囲碁サークルに行けるか？	◎ 歩行に自信をなくした	ー

◆ 思考プロセス ②主観的評価からの考察

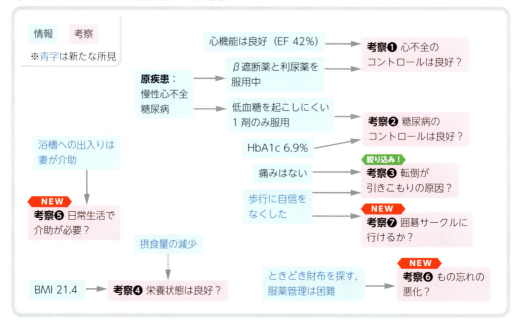

2 Check Point

Q1：入浴の一部介助の解釈は？

- 下肢筋力の低下からと思われる．しかし，環境調整で上手く改善する可能性も高い．初回訪問時に浴槽を確認しておき，2回目の訪問時に水を抜いて乾かしておいてもらいトレーニングする．
- 浴槽の構造からは縁が低く，浴槽が深い．立位のままでつかまって入るのは可能だが，出るのは浴槽内に残った足を引き上げにくい．浴槽の縁に腰掛けるスペースあるので，座って出入りする方法を考慮する．

Q2：転倒の場所と原因分析の必要性については？

- ただ「転倒した」という情報だけでは，何が原因で転んだかわからない．例えば，雨の日にゴミ出しをしていて坂道で転倒した，銭湯で石鹸の泡で滑ったなどでは下肢の筋力低下よりも**環境**の問題が主要因となる．逆にいつもの居室や居間，玄関先などは下肢の筋力低下が主要因の場合が多い．
- 本症例では居室でトイレに行こうとして転倒しているため，下肢筋力低下が推測される．さらにその後の引きこもりで下肢筋力低下は進んでいると考えられる．

Q3：認知面の低下はなぜ気にする必要があるか？

- 認知面の低下は疾病管理のうえで重要である．心不全における服薬，水分・塩分過剰摂取，過労（動きすぎ），などは心不全の増悪因子であり，血糖コントロール不良は他の動脈硬化性疾患を引き起こすことになりかねない．

3 身体的評価

- 初回訪問時，玄関で挨拶した際どういうふうに出迎えてくれるかも評価となる．
- 歩いて玄関まで出てくる歩容にふらつきがあり，お辞儀が手すりにつかまった状態で行っているなどであれば，移動は伝い歩きレベルと推測できる．

1）身体的評価とその解釈

	評価項目	目的	結果	解釈
1	歩容	転倒の原因をさぐる	小刻みですり足	下肢の筋力バランスの低下があるだろう
2	表情	うつ傾向はないか	堅い	初対面の影響か
3	バイタルサインチェック	・体調を知る ・運動可能かどうか確認する	・血圧 114/73 mmHg ・心拍数 72 bpm 洞調律 ・体温 36.4℃ ・体重 47 kg ・体重が5カ月で7 kg減少している ・BMI 18.6	・安静時の心拍数は正常範囲 ・不整脈はなさそう ・食事量の減少，サルコペニア
4	聴診	呼吸音，心音	正常	問題なし
5	呼吸パターン	努力呼吸がないか	浅く，歩行後には少し息切れがある	屋内の歩行で息切れをする
6	SpO₂	酸素化の評価	97％	歩行でも酸素化は問題ない
7	下腿浮腫	心不全増悪傾向確認	極軽度（退院時からするとかなり減った）	問題なし
8	指輪っかテスト[※2]	サルコペニア	陽性	下腿の筋量が減少している
9	MMT	上下肢筋力の評価	・握力 17 kg/15 kg ・上腕二頭筋 4/4 ・大腿四頭筋 4/4 ・前脛骨筋 4/4 ・腓腹筋 3/3	廃用が推測される
10	床からの立ち上がり	下肢の筋力の評価	・台などにつかまりながら可能 ・立ち上がり後軽い眩暈の訴えあり（すぐ消失）	筋力低下はあるものの台など上手く使って床から立つ力はある
11	CS-30[※3]	・下肢の筋力検査 ・ダイニングの椅子を利用する	8回	MMTと同じく筋力低下傾向
12	下肢の感覚検査	糖尿病神経障害の有無	・表在覚 鈍麻 ・アキレス腱反射 －/－ ・振動覚 8秒/7秒 ・足病変（傷）はない	糖尿病神経障害あり
13	片脚立ち	バランスの検査	3秒/4秒	感覚障害もあるため妥当
14	残薬の確認	服薬のアドヒアランスの確認	残薬なし，ボックスに朝昼晩分けていれてあり，妻が管理	妻の協力あるため現在はアドヒアランス良好，妻の体調不良時問題か？

（次ページに続く）

（続き）

	評価項目	目的	結果	解釈
15	連続歩行距離	体力把握	・独歩30 m程で休む ・修正Borgスケール7 ・息切れあり，心拍数は安静時＋20 bpm ・ワイドベース	・体力低下 ・心拍数の上昇は許容範囲
16	入浴動作の確認	生活課題の改善	浴室での出入りの仕方に問題あり	環境整備で改善できる
17	認知機能の評価	もの忘れの数値化	動物テスト[※4]で12点	・軽度認知機能低下 ・後日MMSEを実施する

> **memo**
>
> **※2 指輪っかテスト**
> 親指と人差し指で輪をつくり下腿を囲むというテストで，下腿の方が太く指で囲めなければサルコペニアの可能性が低く，輪にすき間ができればサルコペニアの可能性が高くなる[6]．
>
> **※3 CS-30**
> 30-second chair stand test（30秒椅子立ち上がりテスト）とは，高さ40 cm程度の椅子から30秒で何回立ち上がれるかを測定する．年齢による基準[7]，下肢筋力や認知機能との関連も示されている[8]．
>
> **※4 動物テスト**
> 1分間でできるだけたくさんの動物を言ってもらう（カテゴリー流暢性）のテスト．ネズミ，ハリネズミなどはOK，龍や麒麟など空想上のものは×．カットオフ値＞13で，アルツハイマー病がスクリーニングできる（感度91％，特異度81％）[9]．

2）思考のプロセス（初回訪問時）

1 思考のプロセス

◆ **介入を支持する所見・否定する所見** ③身体的評価後　※青字は新たな所見

考察（考慮すべき順）	介入を支持する所見	介入を否定する所見
❶ 心不全のコントロールは良好？	◎ β遮断薬と利尿薬を服用中 ◎ 心機能は良好（EF 42％） ◎ 浮腫なし ◎ 安静時脈拍数は安定 ◎ 運動後脈拍＋20程度 ◎ 触診で不整脈なし	－
❷ 糖尿病のコントロールは良好？	◎ 低血糖を起こしにくい1剤のみ服用 ◎ HbA1c 6.9％ ◎ 足病変なし	× 感覚障害あり
絞り込み！ ❸ 転倒の要因は？	◎ 痛み止めが処方されていないので痛みはない ◎ 歩行に自信をなくした ◎ 感覚障害によるバランス能の低下 ◎ 下肢筋力の低下 ◎ 眩暈	－

（次ページに続く）

(続き)

考察（考慮すべき順）	介入を支持する所見	介入を否定する所見
❹ 栄養状態は良好？	−	× 摂食量の減少 × 体重が5カ月で7kg減少している × BMI 18.6 × サルコペニア・フレイルを呈している
❺ 日常生活で介助が必要？	◎ 浴槽への出入りは妻が介助 ◎ 感覚障害によるバランス能力の低下 ◎ 下肢筋力の低下	−
❻ もの忘れの悪化？	◎ ときどき財布をさがす ◎ 服薬管理は困難 ◎ 動物テスト12点	−
❼ 囲碁サークルに行けるか？	◎ 歩行に自信をなくした ◎ 屋外独歩30 mで修正Borgスケール7，息切れ＋	−
NEW ❽ 心理的不安はあるか？	◎ 表情が硬い ◎ 落ちこみあり？	−

◆ **思考プロセス** ③**身体的評価後の考察**

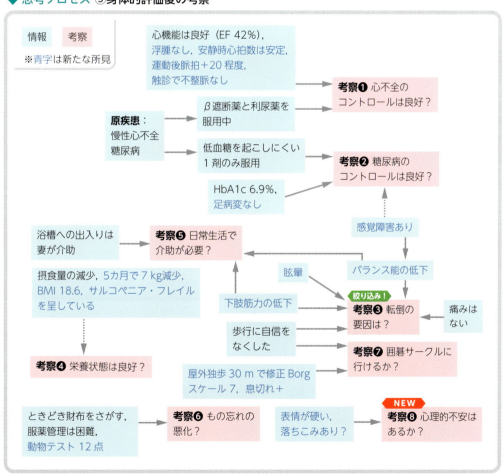

2 Check Point

Q1：転倒の要因を複合的に解釈すると？
- 浮腫は退院時よりは改善しているが，栄養状態が悪化している．
- これにより，もともとの糖尿病性末梢神経障害による感覚低下に伴うバランス能力低下に加え，下肢筋力低下が進み3カ月前の転倒につながっていると推測される．
- この転倒がさらなる心理的不安となり，フレイルが助長され，歩行にも息切れが出現していると考えられる．

Q2：栄養改善に重要性については？
- 血糖・血圧のコントロールは良好であるので，筋力強化のためにも積極的な栄養改善が重要である．
- 摂取カロリーの確保に加えて，筋肉を構成する蛋白質（肉・魚・大豆など）の摂取が重要となる．
- このことについては，妻への指導も必要である．

4 初回の治療アプローチ

- 評価を進めながらトレーニングできるように心がける．
- 初日から強い運動をくり返したり，できないことばかりしては「きつい」などネガティヴなイメージしか残らない．
- 初回の訪問では，信頼関係構築と，週1回の訪問リハビリテーションに効果を出すために症例にあったホームエクササイズの指導を行っておく．
- 筋肉痛がでることが考えられるので，その対処（湿布やマッサージ）の仕方を教えておく．

 1人ではなかなかホームエクササイズは行わないので家族（この場合は妻）など巻き込んで行うのもよい．

1）初回訪問リハビリテーション実施内容

	リハビリテーション内容	目的
1	ストレッチ体操の指導	柔軟性の確保，軽い運動からはじめ運動に対拒否反応をなくす
2	下肢の筋力トレーニング（図2）	バランス悪いためつかまりでの起立-着席運動を指導
3	廊下での大股歩きを指導（図3）	・壁を伝ってもOKなので大股で歩くように指導 ・ランジの要領で下肢筋力強化，およびバランス練習
4	クールダウンの体操	・障害防止，疲労感をやわらげる ・交感神経活性をおさえる

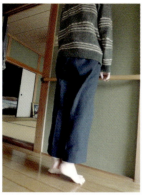

図2 廊下の手すりを利用してのカーフレイズ
①手すりを軽く把持して，踵を4秒であげて4秒かけて下ろす．
②下ろしたとき踵はつかない．
③自らカウントしながら繰り返す（息こらえ防止）．
④持ち上げるとき両踵を接することで殿部に力を入れる方法や，踵をドスンと落として骨への刺激を促す方法などのバリエーションもある．
⑤介入当初はこのような安全な場所で起立 – 着席動作も行う．
⑥運動する場所を，実際の自宅の中で決めることは継続につながる．

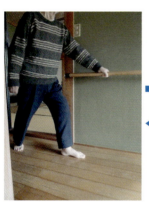 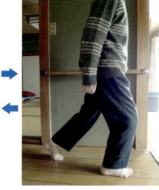

図3 廊下の手すりを利用してのランジ
小刻みな歩行になりがちな本症例に対して大股歩きを指導．
①手すりを利用しながら，軸足と反対側の下肢を後ろ，前と大股に踏み出す動作を10回くり返す．
②腸腰筋のストレッチや大腿四頭筋の筋力強化にもつながる．
（すべらないように靴下を脱いでもらっている）
③運動後は触診して心拍数をチェックする．

2）次回訪問時の予測

- 筋肉痛がでていると思われる．
- ホームエクササイズを行っていればそれなり運動しているため，体力向上の傾向にあると思われる．
- うつ症状が健在化していれば，次のトレーニングを不安に思って食欲などが落ちることもあると思われる．

3）次回訪問に向けての準備

- 浴室でのトレーニングを実施するために，お湯を抜き乾かしておいてもらう．
- 天気がよければ屋外歩行を行うことも伝え，杖やシルバーカーなどを用意しておく．
- 会話からも抑うつ疑われるのでうつの検査をMMSEと同時に行う．

Check Point

Q1：運動強度の設定は？

- 心不全はコントロールされているが，やはり**ATレベル**[※5]での運動が望ましい．激しい息切れをしないように，運動時の心拍数が＋20程度まで，修正Borgスケール4程度までの「ややきつい」運動強度を目安にする．

> **memo** ※5 ATレベル(Anaerobic Threshold：無酸素性作業閾値)
> 軽い運動から運動の強さが徐々に増していくとき，有酸素運動から無酸素運動に切り替わる運動強度のレベルのこと．不整脈の出現が少なく，過負荷にもなりにくいため安全に運動できる範囲とされる．

Q2：転倒の要因は？

- 長く座っていて立ち上がった場合，血圧の調整が糖尿病のため間にあわずに眩暈がしたことが原因かもしれない．運動することで若干の改善にはつながるが，立ち上がった際など何かにつかまった状態で一息ついて行動するように指導する．リスクが起こってもケガをしないような戦略も大切である．

5 2回目の訪問（1週間後）

1）トレーニング前の問診

- 新たに実施する評価がある場合は，まず，予定の運動やトレーニングをしてから評価を行う（評価だけで終わらないように）．
- ホームエクササイズが行えているかチェックし，1回でも行ってくれていればしっかりと褒める．

2）問診

PT　一週間運動できていますね．すばらしいですね．
利用者　ありがとうございます．回数は言われた通り10回しかできていません．
PT　問題ありません．少しでも改善に向かって取り組んでくれたことが嬉しいのです．それより運動をはじめたことによって，筋肉痛や疲れやすいなどありませんか？
利用者　えぇ，2〜3日は筋肉痛や疲れがありましたが，今は問題ありません．
妻　あなた，昨日まで今日は何されるかなぁって不安がっていたのに調子のよいこと．
PT　（そうか，やはり不安はあるのだな，後で抑うつの検査をしてみよう）

> **症例** ⑤ 1週間後の主観的評価から得た情報
> **運動に対する受け入れ**：運動には慣れてきている．
> **不　　安**：2回目の訪問に対する不安を抱えていた．

> **症例** ⑥ 追加情報
> **性　格**：しっかり記録していて真面目だが，見栄をはる面もある．
> **食事量**：相変わらず少ないがそれでも食べている．かかりつけ医のところに行き，栄養士に栄養指導を受けた．
> **外　出**：1週間の間に外出したのは受診のみ．

3) 2回目の訪問リハビリテーション

● 評価がある場合は，予定の運動やトレーニングの合間に評価を行う（**表3，4**）．

表3　新たな評価

	評価項目	目的	結果	解釈
1	PHQ-9	抑うつ傾向の評価	9点	・軽症 ・経過観察
2	MMSE	認知機能の評価	23点	やはり境界域
3	浮腫	心不全増悪傾向確認	増悪なし	問題なし
4	食事内容	低栄養の原因	・3食ともに小食 ・柔らかいものを好んで食べる ・急激に痩せたため入れ歯が合わない	高血圧と心不全のため病院で指導された塩分制限を気にして味の薄いものにした結果，量も減っている

表4　1週間後のリハビリテーション内容と目的

	リハビリテーション内容	目的
1	ストレッチ体操や筋トレができているか確認する	1週間運動はできていることになっているが，ちゃんと教えた通りできているか確認する
2	乾いた浴槽での入浴動作の指導（**図4**）	生活課題の改善のため
3	栄養指導 ・蛋白質をとる ・バランス良く適切なカロリー摂取 ・歯科受診（入れ歯の調整）	低栄養改善
4	屋外歩行 ・目標達成のため施行	バランスが悪いので杖やシルバーカーを試用してみる

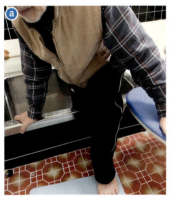
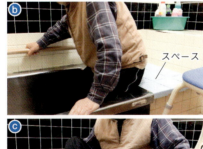
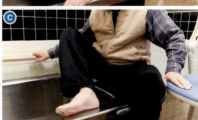

図4　浴槽への出入り
a）実際にやってもらった時の写真．これでは元気な人でも難しい．
b，c）浴槽の縁にスペースがあったため，そこに腰掛けてもらうように指導した．繰り返し練習し，妻にもみてもらい，介助は必要ないことを示した．

4）思考のプロセス

Q1：抑うつ傾向は，運動の障害になるか？
- PHQ-9は簡便な評価スケールの1つである（図5）．0～4点はうつ症状なし，5～9点は軽微～軽度，10～14点は中等度，15～19点は中等度～重度，20～27点は重度の症状レベル評価となり，10点以上は専門医の受診を考慮する[10, 11]．
- 本症例も超えられない課題を提供しないように注意深く観察しながら進めれば十分に運動の効果が得られる．

Q2：低栄養状態をどう解釈するか？
- 短期間での体重減少は，心不全の治療および糖尿病のため病院で受けた栄養指導を過剰に守りすぎたためかもしれない．
- 加えて，入れ歯が合わなくなったために食べ物に制限がでてしまい，オーラルフレイル状態になっていると考えられる．
- 筋肉をつけるためにはまず口腔機能を改善し，栄養状態を向上させてから適度な運動をすることが重要であること，しっかり食べることが大事とはっきりと伝える．

Q3：屋外歩行はどうアプローチするか？
- 糖尿病による末梢神経障害によるバランス能低下は改善しにくい．
- 加えて短期間での体重減少は，フレイルとして下肢筋力低下を招いている．
- 歩行補助具を選択し，試用練習することで歩行距離が伸びることをよく経験する．歩行補助具を利用してでも，長く歩く＝運動すること，外出して人と接することが脳を守る（認知機能維持）ために大切だと説明する．

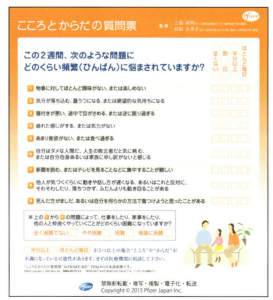

図5　PHQ-9日本語版 こころとからだの質問票
画像提供：ファイザー株式会社
監　修：上島国利，村松公美子

おわりに

- 心不全があると生活期では腫れものに触るように適切なリハビリテーションが受けられないことが多い．クリニカルリーズニングで内部障害をアセスメントすることはもちろん重要であるが，IADLや心理面，または栄養面までトータルで評価指導できる人材が求められている．
- 本稿では，内部障害のリーズニングはもとより自立支援の視点を強調した．生活課題を解決し，地域でのその人らしい暮らしを支える自立支援の視点は急性期の段階から必要である．

文献

1) 「介護予防・日常生活支援総合事業ガイドライン2015」，厚生労働省（http://www.mhlw.go.jp/file/06-Seisaku-jouhou-12300000-Roukenkyoku/0000088276.pdf）
2) Satake S, et al：Validity of the Kihon Checklist for assessing frailty status. Geriatr Gerontol Int, 16：709-715, 2016
3) 「地域支援事業実施要綱」，厚生労働省，2010
4) 「慢性心不全治療ガイドライン（2010年改訂版）」，日本循環器学会，2011
5) 「日本人の食事摂取基準（2015年版）策定検討会」，厚生労働省（http://www.mhlw.go.jp/file/05-Shingikai-10901000-Kenkoukyoku-Soumuka/0000114399.pdf）
6) 飯島勝矢，他：「虚弱・サルコペニアモデルを踏まえた高齢者食生活支援の枠組みと包括的介護予防プログラムの考案および検証を目的とした調査研究」．厚生労働科学研究費補助金（長寿科学総合研究事業）H26年度報告書，2014
7) 中谷敏昭，他：30秒椅子立ち上がりテスト（CS-30テスト）成績の加齢変化と標準値の作成．臨床スポーツ医学，20（3）：349-355, 2003
8) 大杉紘徳，他：地域在住高齢者の下肢機能と認知機能の関連とその性差．ヘルスプロモーション理学療法研究，4（2）：71-75, 2014
9) Hanyu H, et al：The 1-minute mental status examination in the memory clinic. J Am Geriatr Soc, 57：1130-1131, 2009
10) Manea L, et al：Optimal cut-off score for diagnosing depression with the Patient Health Questionnaire (PHQ-9)：a meta-analysis. CMAJ, 184：E191-E196, 2012
11) 「心血管疾患におけるリハビリテーションに関するガイドライン（2012改訂版）」，合同研究班参加学会，2012

索 引

数字

5回反復起立テスト ... 178

欧文

β遮断薬 ... 44

A・B

AAD ... 67
ADLトレーニング ... 197
A-DROPシステム ... 103, 104
Alb ... 25
Alb/Cr比 ... 135
ATレベル ... 211
BNP ... 33

C

CAM-ICU ... 90
CFS ... 190
CGA分類 ... 150, 153
CHDF ... 30
CHF ... 25
CHS基準 ... 190
CKDの重症度分類 ... 153
clinical reasoning ... 12
COPD ... 25
CPF ... 111
Cr ... 25
CRP ... 25
CRRT ... 89
CRT ... 158
CRT-D ... 30
CS-30 ... 207, 208
Cペプチド ... 135
Cペプチドインデックス ... 135

D・E

Daily monitoring ... 26
DPP4阻害薬 ... 204
DVT ... 151
early mobilization ... 86
eGFR ... 25, 135

F

Forrester分類 ... 31
Frank-Staringの法則 ... 40
FRC ... 77

G

GCS ... 72
GDS-5 ... 193
GNRI ... 49
GOT ... 25
GPT ... 25

H

HbA1c ... 134
HOMA-IR ... 135

I

ICU-AW ... 77, 94, 98, 101
IPF ... 118
IPS ... 143

M

malperfusion ... 71
MCID ... 20
M-FRT ... 164
minimal clinically important difference ... 20
mMRC ... 122
MMSE ... 193, 213
MRC score ... 94

N

Nohria-Stevenson分類 ... 33
NPPV ... 68
NRS ... 72
NYHA分類 ... 55, 204

P

PHQ-9 ... 213
PMADL-8 ... 191
PT-CRT ... 18, 19

R

RASS ... 89
refilling ... 79

S・T

Semmes-Weinsteinモノフィラメント ……………………………… 142
SGLT2阻害薬 ……………… 135, 136, 148
SMI …………………………………… 142
SPPB ………………………………… 193
the physical therapy clinical reasoning and reflection tool ……………………………… 18, 20

U・W

ULP …………………………………… 70
WBC …………………………………… 25
Weekly monitoring ………………… 26

和文

あ

アウトカム …………………………… 21
アキレス腱反射 …………………… 142
アクティブサイクル呼吸法 ……… 82
アシドーシス ………………………… 49
アセトアミノフェン ………………… 53

い

異化 …………………………………… 51
異化亢進状態 ………………………… 51
異化同化作用 ………………………… 47
痛み …………………………………… 90

易疲労性 …………………………… 191
易疲労性評価 ……………………… 193
インスリン抵抗性 ……… 137, 141, 148
インターバルトレーニング ……… 128

う

うっ血性心不全 ……………………… 51
運動耐久性低下 …………………… 177
運動誘発低酸素血症 ……………… 118

え

栄養状態 ………………………… 25, 47, 184
液面形成 …………………………… 106
エネルギー温存・活動療法 ……… 182
炎症 …………………………………… 25

お

嘔気 …………………………………… 93
嘔吐 …………………………………… 93

か

咳嗽力低下 …………………………… 93
咳嗽力の評価 ……………………… 111
介入 …………………………………… 21
拡散障害 …………………………… 119
拡張型心筋症 …………………… 30, 47
過剰心音 …………………………… 81
仮説 …………………………………… 20
仮説演繹的手法 ……………………… 13
下腿浮腫 …………………………… 187

合併症 ……………………………… 174
カヘキシア ………………………… 189
がん ………………………………… 170
簡易倦怠感尺度 …………………… 176
がん関連疲労 ……………………… 171
換気血流比（V$_A$/Q）不均等分布 ……………………………… 119
換気障害 …………………………… 121
肝機能 ………………………………… 25
間質性肺炎 ………………………… 118
冠攣縮性狭心症 ………………… 134, 137

き

既往歴 ……………………………… 174
器械的排痰補助 …………………… 98
気管支拡張症 ……………………… 103
気管支喘息 ………………………… 187
気管の右側偏位 …………………… 106
偽腔開存型の解離 ……………… 67, 70
偽腔閉塞型 ………………………… 70
基礎代謝量 ………………………… 146
気道感染 …………………………… 104
気道クリアランス ……………… 98, 101
機能的残気量 ……………………… 77
基本チェックリスト …… 190, 201, 202
客観的指標 ………………………… 24
急性腎障害 ………………………… 86
急性大動脈解離 …………………… 67
吸入酸素濃度 ……………………… 129
供給酸素濃度 ……………………… 128
強心薬 ………………………………… 33

胸水貯留	51
胸帯	55
胸膜の肥厚	106
虚血性心筋症	187

く

空洞性病変	112
苦痛	90
クリティカルパス	23
クリニカルパターン	15
クリニカルリーズニング	12

け

頸静脈怒張	56, 81
計測	20
経皮的補助循環装置	47
血液ガス	68
血球値減少	171
血小板数	173
血糖測定	146
ケトン体	135
検査	20
健常状態	189
倦怠感	170

こ

高K血症	154
高血圧症	134
拘束性換気障害	106
後方推論	15

高齢慢性心不全	187
呼吸機能検査	118
呼吸抑制	93
骨格筋指数	142
骨格筋量	146
骨髄抑制	173

さ

再開胸止血	50
細菌性肺炎	103
再検査	21
再評価	13
サルコペニア	141, 144, 189, 207
三尖弁形成術	47
三尖弁閉鎖不全症	47
酸素運搬量	121
酸素消費量	123

し

自己効力感	16
自己排痰法	113
事故抜去	101
脂質異常症	134, 150
視診	26, 110
姿勢安定度評価指標	143
持続的血液濾過透析	30
脂肪筋	141, 144
重症度	174
修正Borgスケール	106
主観的評価	15, 24
循環的モデル	13

食事摂取基準	204
食思不振	47
触診	26, 110
ショックスコア	56
自律神経障害	138, 144
心音聴診	57
心窩部痛	67
腎機能	25
心筋梗塞	187
神経筋電気刺激	98
進行性胃がん	170
心原性ショック	49
浸潤陰影	106
腎性貧血	153
心臓弁膜症	47
身体活動量	165
振動覚	142
心拍応答	138, 144
深部静脈血栓症	151
心不全	30
心房細動	187
心理社会的要因	180

す

| ステップアップ基準 | 60 |
| スワン・ガンツカテーテル | 48, 49 |

せ

精神機能評価	193
セルフケア	183
全身持久力トレーニング	130

そ

浅速呼吸	124
前方推論	15
せん妄	90, 93
臓器灌流障害	71
総合事業	200
僧帽弁形成術	47
僧帽弁閉鎖不全症	47
足底感覚	142

た

体位ドレナージ	113
代謝性アシドーシス	96
耐糖能異常	137
他職種	185
打診	26, 110

ち

チアノーゼ	56
注射針穿刺	51
長期酸素療法	131
聴診	26, 110
治療計画	21

つ

つらさと支障の寒暖計	183
ツルゴール	56, 159

て

低K血症	154
低栄養	51
低血糖	138, 146, 147
抵抗運動	173
低酸素性肺血管攣縮	126
定常運動負荷試験	127
低心拍出症候群	30
テスト	20
電解質	25
電解質異常	154

と

同化	51
等尺性膝伸展筋力	164
疼痛評価	178
糖尿病	134, 200
糖尿病神経障害	139, 159, 207
糖尿病性腎症	137
糖尿病性末梢神経障害	210
糖尿病性網膜症	137, 139
動物テスト	208
動脈血ガス分析	118
動脈硬化	137
特発性肺線維症	118
徒手的呼吸介助手技	113
突発性心房細動	48
トップダウン思考	15
ドレーン	68

に

日常生活動作	175
尿蛋白	135
認知機能評価	193

は

肺炎	86
肺拡散能力	121
敗血症性ショック	86
肺高血圧症	122
肺コンプライアンス	94
排痰困難	103
肺胞気・動脈血酸素分圧較差	119
肺胞低換気	119
廃用症候群	185
廃用性	180, 199

ひ

膝伸展筋力	161
非侵襲的陽圧換気療法	68
評価	20
貧血	187
頻呼吸	96

ふ

不安感	177
フィジカルアセスメント	23, 38
浮腫	56, 154
ブドウ糖	147
フレイル	187, 189, 201

へ・ほ

片脚立位 …………………… 161
片脚立位時間 ……………… 164
ホームエクササイズ ………… 210, 212

ま

末梢神経障害 ……………… 141
慢性壊死性肺アスペルギルス症 103
慢性呼吸器疾患 …………… 103
慢性腎臓病 ………………… 150
慢性心不全 ………………… 200

み〜も

右季肋部痛 ………………… 56

や

右→左シャント ……………… 119
メタ認知 …………………… 13, 16
物語的推論 ………………… 15

や

薬物療法 …………………… 181
山田らの基準 ……………… 190

ゆ

有酸素運動 ………………… 148, 181
指輪っかテスト …………… 207, 208

よ

要介護状態 ………………… 189

ら・り

抑うつ傾向 ………………… 177
予後 ………………………… 174

ら・り

らせん的なモデル ………… 13
リーズニングエラー ………… 18
両室ペーシング機能付植込み型
　除細動器 ………………… 30
臨床推論 …………………… 12

れ・ろ

レジスタンストレーニング …… 148, 197
連携 ………………………… 185
ロバスト …………………… 189

執筆者一覧

● **監　修**

相澤　純也　　東京医科歯科大学スポーツ医歯学診療センター

● **編　集**

田屋　雅信　　東京大学医学部附属病院リハビリテーション部，循環器内科

渡邉　陽介　　聖マリアンナ医科大学病院リハビリテーション部

● **執筆者** (掲載順)

中丸　宏二　　寺嶋整形外科医院リハビリテーション科

櫻田　弘治　　心臓血管研究所付属病院リハビリテーション室

安達　裕一　　榊原記念病院理学療法科

花田　匡利　　長崎大学病院リハビリテーション部

神津　　玲　　長崎大学大学院医歯薬学総合研究科内部障害リハビリテーション学専攻
　　　　　　　長崎大学病院リハビリテーション部

平澤　　純　　公立陶生病院中央リハビリテーション部

設楽　達則　　群馬県立心臓血管センターリハビリテーション課

堀田　千晴　　聖マリアンナ医科大学病院リハビリテーション部

長谷川真人　　東京大学医学部附属病院リハビリテーション部

河野　裕治　　藤田保健衛生大学坂文種報徳會病院リハビリテーション部

竹村　　仁　　臼杵市医師会立コスモス病院リハビリテーション部

Profile

● 監　修

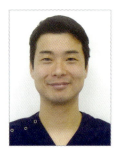

相澤 純也　Aizawa Jun-ya

東京医科歯科大学スポーツ医歯学診療センター
アスレティックリハビリテーション部門　部門長

資格 専門理学療法士（運動器），NSCA-Certified Strength and Conditioning Specialist

1999年 東京都立医療技術短期大学理学療法学科卒業，2001年 学位授与機構過程終了〔学士（保健衛生学）〕，2005年 東京都立保健科学大学大学院保健科学研究科理学療法学専攻修士課程修了〔修士（理学療法学）〕，2012年 東京医科歯科大学大学院医歯学総合研究科老化制御学系専攻加齢制御医学講座リハビリテーション医学博士課程修了〔博士（医学）〕
1999年 東京医科歯科大学医学部附属病院理学療法部，2007年 了徳寺大学健康科学部理学療法学科専任講師，2012年 東京医科歯科大学医学部附属病院スポーツ医学診療センターアスレティックリハビリテーション部門長，2014年 首都大学東京大学院人間健康科学研究科非常勤講師を経て2014年より現職．2015年 首都大学東京大学院人間健康科学研究科客員准教授

Message 本書を手に取っていただきありがとうございます．クリニカルリーズニングを通じて，患者さんやその家族，他のスタッフの期待に応えられる「エキスパート・セラピスト」を一緒に目指しましょう．

● 編　集

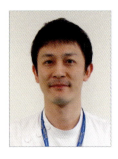

田屋 雅信　Masanobu Taya

東京大学医学部附属病院 リハビリテーション部，循環器内科（心臓リハビリテーション部門）

資格 認定理学療法士（循環），心臓リハビリテーション上級指導士，3学会合同呼吸療法認定士

2005年 東京都立保健科学大学保健科学部理学療法学科卒業，2010年 群馬大学大学院医学系研究科保健学専攻 博士前期課程修了［修士（保健学）］，2005年 群馬県立心臓血管センター，2014年より現職
臨床目標：テーラーメイド型心臓リハビリテーションの確立，
研究目標：心不全（呼吸筋，インターバルトレーニング）

Message 内部障害は目に見えない病態が存在するため，症状だけでなく生じている現象を多角的にとらえる必要があります．ある現象からクリニカルリーズニングを行い，その思考プロセスを日々積み重ねることが療法士としてのスキルをあげることになると思います．

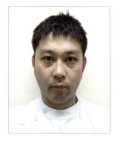

渡邉 陽介　Yosuke Watanabe

聖マリアンナ医科大学病院 リハビリテーション部 主任

資格 認定理学療法士（呼吸），3学会認定呼吸療法認定士

2006年 東京都立保健科学大学保健科学部理学療法学科卒業，2017年 首都大学東京大学院人間健康科学研究科理学療法科学域博士前期課程修了［修士（理学療法学）］，2006年より現職．

Message 運動器疾患や脳血管疾患と比較し，内部障害を中心に診療を行う理学療法士はまだ少ない現状があります．しかし，高齢化に伴い急性期から在宅まで内部障害を合併する患者は増加傾向にあるため，内部障害に対する思考プロセスは多くの理学療法士にとって必要なものであると考えます．本書のクリニカルリーズニングを通じて，内部障害との距離が少しでも近く感じられれば幸いです．

クリニカルリーズニングで内部障害の理学療法に強くなる！

2017年5月25日　第1刷発行	監　集	相澤純也
	編　集	田屋雅信，渡邉陽介
	発行人	一戸裕子
	発行所	株式会社 羊　土　社
		〒101-0052
		東京都千代田区神田小川町2-5-1
		TEL　　03（5282）1211
		FAX　　03（5282）1212
		E-mail　eigyo@yodosha.co.jp
ⓒ YODOSHA CO., LTD. 2017		URL　　www.yodosha.co.jp/
Printed in Japan	装　幀	小口翔平＋岩永香穂（tobufune）
ISBN978-4-7581-0219-3	印刷所	広研印刷株式会社

本書に掲載する著作物の複製権，上映権，譲渡権，公衆送信権（送信可能化権を含む）は（株）羊土社が保有します．
本書を無断で複製する行為（コピー，スキャン，デジタルデータ化など）は，著作権法上での限られた例外（「私的使用のための複製」など）を除き禁じられています．研究活動，診療を含み業務上使用する目的で上記の行為を行うことは大学，病院，企業などにおける内部的な利用であっても，私的使用には該当せず，違法です．また私的使用のためであっても，代行業者等の第三者に依頼して上記の行為を行うことは違法となります．

JCOPY ＜（社）出版者著作権管理機構　委託出版物＞
本書の無断複写は著作権法上での例外を除き禁じられています．複写される場合は，そのつど事前に，（社）出版者著作権管理機構（TEL 03-3513-6969，FAX 03-3513-6979，e-mail：info@jcopy.or.jp）の許諾を得てください．

羊土社のおすすめ書籍

PT症例レポート 赤ペン添削 ビフォー&アフター

相澤純也,美﨑定也,
石黒幸治／編

理学療法士を目指す学生の臨床実習に必携！症例報告書で間違いやすい点を赤ペンで添削し,「なぜダメなのか」「どう書くべきなのか」を丁寧に解説. 臨床で活きる知識もしっかり身につく. スーパーバイザーにもオススメ!

■ 定価（本体3,600円＋税）　■ B5判
■ 284頁　■ ISBN 978-4-7581-0214-8

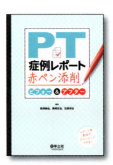

ビジュアル実践リハ 呼吸・心臓 リハビリテーション 改訂第2版
カラー写真でわかるリハの根拠と手技のコツ

居村茂幸／監
高橋哲也,間瀬教史／編著

呼吸・循環系障害のリハが学べる好評書が改訂！根拠がわかる「知識の整理」編と実際の手技が身につく「リハプログラム」編の2部構成による解説に,「喘息」などの新たな項目を追加. 現場ですぐに役立つ1冊です！

■ 定価（本体4,600円＋税）　■ B5判
■ 245頁　■ ISBN 978-4-7581-0794-5

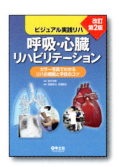

PT・OTのための 臨床研究 はじめの一歩
研究デザインから統計解析、ポスター・口述発表のコツまで実体験から教えます

山田 実／編著
土井剛彦, 浅井 剛／著

はじめての研究でも大丈夫！現役研究者の実体験と身近な例から「なにをすべきか」がわかります. 臨床業務と研究両立のコツ, 研究計画書, スライド・ポスター例まで付録も充実. 自分で研究を進める力が身につきます！

■ 定価（本体3,200円＋税）　■ B5判
■ 156頁　■ ISBN 978-4-7581-0216-2

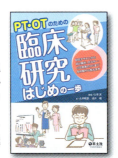

PT・OTビジュアルテキスト 内部障害 理学療法学

松尾善美／編

各疾患を「症状・障害の理解」「理学療法の理論と実際」の2項目から解説することで, 座学と実践のつながりを強調した入門書. 基礎医学などへの振り返り学習, 国試キーワードなど学びに役立つ要素も充実.

■ 定価（本体5,000円＋税）　■ B5判
■ 335頁　■ ISBN 978-4-7581-0217-9

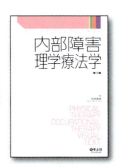

発行　羊土社 YODOSHA
〒101-0052　東京都千代田区神田小川町2-5-1　TEL 03(5282)1211　FAX 03(5282)1212
E-mail：eigyo@yodosha.co.jp
URL：www.yodosha.co.jp/

ご注文は最寄りの書店, または小社営業部まで